足反射疗法操作技巧丛书

足反射靶向疗法
五十种常见问题点对点靶向调理

程静波　著

西北大学出版社
·西安·

图书在版编目（CIP）数据

足反射靶向疗法：五十种常见问题点对点靶向调理 / 程静波著. -- 西安：西北大学出版社，2025.1.
（足反射疗法操作技巧丛书）. -- ISBN 978-7-5604-5614-0

Ⅰ. R244.1

中国国家版本馆 CIP 数据核字第 2025TL0923 号

足反射靶向疗法：五十种常见问题点对点靶向调理
ZU FANSHE BAXIANG LIAOFA: WUSHI ZHONG CHANGJIAN WENTI DIANDUIDIAN BAXIANG TIAOLI

程静波　著

出版发行	西北大学出版社
地　　址	西安市太白北路 229 号
邮　　编	710069
电　　话	029-88303310
网　　址	http://nwupress.nwu.edu.cn
电子邮箱	xdpress@nwu.edu.cn
经　　销	全国新华书店
印　　刷	陕西瑞升印务有限公司
开　　本	787 毫米 × 1092 毫米　1/16
印　　张	10
字　　数	175 千字
版　　次	2025 年 1 月第 1 版　2025 年 1 月第 1 次印刷
书　　号	ISBN 978-7-5604-5614-0
定　　价	90.00 元

如有印装质量问题，请与本社联系调换，电话 029-88302966。

在现代快节奏的生活中，保持身心健康成为我们不可忽视的重要课题。面对工作、生活的双重压力，我们常常感到身心俱疲，甚至忽视了身体的细微变化，直到疾病来袭才恍然大悟。然而，有一种简单而有效的方法，能够帮助我们在忙碌之余，轻松维护身心健康——那就是通过按摩脚部对应的反射区。

脚部按摩，这一古老而神奇的疗法，自古以来就被视为调理身体、预防疾病的重要手段。正如《素问·举痛论》所言："经脉流行不止，环周不休，寒气入经而稽迟，泣而不行，客于脉外则血少，客于脉中则气不通，故卒然而痛。"我们的身体是一个复杂的系统，经络气血的畅通与否直接关系身体的健康状态。而脚部，作为人体的"第二心脏"，布满了与全身各器官相对应的反射区。通过按摩这些反射区，我们可以疏通血管的堵塞，促进血液循环，从而缓解身体的各种不适，甚至使一些病症得到好转。

本书作者通过近三十年的临床经验，精心总结了五十种常见病症的精准靶向反射区。这些反射区简单易学，读者只需跟随书中的指导，就能快速掌握运用一个点位的反射区调理一种病症的方法。无论是头痛、失眠、胃痛，还是颈椎病、腰椎病，都能通过脚部按摩得到有效的缓解和改善。

　　现在，就让我们动手试试，用一根小小的按摩棒，轻轻按压脚部对应的反射区，感受那份来自身体深处的温暖和舒适吧。你会发现，原来健康并不遥远，它就在我们的脚下，等待我们去发现和呵护。

　　把如此安全、高效的健康方法传播给更多的有缘人，是作者最大的心愿。愿大家都能成为自己健康的守护者，让健康常伴左右，共同迎接更加美好的明天！

程静波

2025 年 1 月

目录 CONTENTS

第一章	流鼻涕	1
第二章	鼻塞	4
第三章	流泪	7
第四章	青光眼	9
第五章	角膜炎	11
第六章	眩晕、恐高症、晕动病	13
第七章	偏头痛	20
第八章	小脑异常	25
第九章	贲门疼痛	28
第十章	低血糖	31
第十一章	心绞痛	34
第十二章	眼皮跳	37
第十三章	颈椎两侧筋痛	41
第十四章	心慌、心动过速	44
第十五章	肋骨痛	47
第十六章	两胁痛	49
第十七章	脐周痛	51
第十八章	腰骶痛	54
第十九章	腰骶两侧骶髂关节缝痛	56
第二十章	神经性呕吐	59
第二十一章	腹泻	62
第二十二章	前列腺疾病	66

第二十三章	腹股沟疼痛	70
第二十四章	附件炎	74
第二十五章	腘窝囊肿	77
第二十六章	便　秘	80
第二十七章	腰肌劳损	83
第二十八章	口腔溃疡	85
第二十九章	单一性扁桃体炎	87
第三十章	腮腺炎	91
第三十一章	食管疾病	94
第三十二章	阻塞性睡眠呼吸暂停低通气综合征	98
第三十三章	甲状腺疾病	101
第三十四章	胆囊炎	104
第三十五章	阑尾炎	107
第三十六章	肘关节疼痛	109
第三十七章	尿道炎	112
第三十八章	腓肠肌痉挛	114
第三十九章	颈椎病	117
第四十章	胸椎病	121
第四十一章	大椎瘀堵	123
第四十二章	尾骨痛	126
第四十三章	髋关节炎	129
第四十四章	指关节腱鞘炎	132
第四十五章	腕部腱鞘囊肿	135
第四十六章	睾丸疼痛	138
第四十七章	子宫疾病	141
第四十八章	腰椎增生	144
第四十九章	遗尿症	147
第五十章	下腹痛	150
结　语		153

第一章　流鼻涕

流鼻涕是一种常见的耳鼻喉科症状，指的是鼻腔分泌物自鼻孔中流出或擤出的现象。流鼻涕的主要症状为鼻腔分泌物不断从鼻腔流出，可为黏液性或脓性，程度可轻可重。同时，根据引起流鼻涕的原因不同，还可能伴随其他症状，如寒战、发热、鼻塞、头痛、注意力不集中等。

一、常见原因

（1）**感冒**　感冒初期为清水样或者黏液性涕，感冒后期可出现脓涕。

（2）**慢性鼻炎**　慢性鼻炎导致的流鼻涕多为黏液性涕。量可多可少。

（3）**过敏性鼻炎**　过敏性鼻炎导致的流鼻涕多为清水样涕，量较多，伴有打喷嚏、鼻痒感，可常年发作，也可季节性发作。过敏性鼻炎的患者可伴有哮喘，尤其是小儿。

（4）**慢性鼻窦炎**　慢性鼻窦炎导致的流鼻涕多为黏液性脓涕，好发于双侧或者单侧，伴有鼻塞、头昏、记忆力下降等症状。单侧鼻窦炎应考虑为牙源性鼻窦炎。

（5）**鼻息肉**　鼻息肉导致的流鼻涕多为清水样涕，感染时可以伴有脓涕，可出现鼻塞、头昏、记忆力下降等症状。

（6）**鼻囊肿**　鼻囊肿导致的流鼻涕常见黄水样分泌物，且应考虑鼻窦内囊肿的可能，需拍摄X线片或者进行CT检查进一步确定。

（7）**其他原因**　其他原因包括脑脊液鼻漏、萎缩性鼻炎等，后者导致的流鼻涕以鼻干痂为主，涕状稠厚，量少且臭。

伤风感冒引起流鼻涕这已是众所周知的了。但是，为什么有的人感冒好了还经常流鼻涕？感冒时流鼻涕，引起急性鼻炎，此时鼻黏膜充血肿胀，腺体分泌增多即形成鼻涕。起初为清水样的，3～5日后渐为脓涕，1～2周后可痊愈。如果急性鼻炎反复发作，鼻黏膜长期充血肿胀，甚至肥厚，即可形成慢性鼻炎，就会经常流鼻涕。

鼻内有涕时应自行擤出。要采用正确的擤鼻方法，即按住一侧鼻孔，一侧一侧地擤。同时要在鼻腔通畅的情况下进行，否则鼻旁窦内鼻涕不易擤出，而鼻腔内脓涕可进入鼻旁窦内，也可进入咽鼓管造成中耳炎。

二、反射区位置

流鼻涕在脚部的治疗反射区为鼻窦反射区。鼻窦反射区在双脚拇趾远端关节两侧拇趾趾腹隆起处。用按摩棒刮按或点按最痛处均可。造成流鼻涕的因素很多，在没有相应因素的前提下，足反射靶向疗法一点治一病只针对流鼻涕症状，也可治疗其他因素导致的流鼻涕症状。图 1-1 为右脚示意图，左脚与右脚的反射区位置相同。

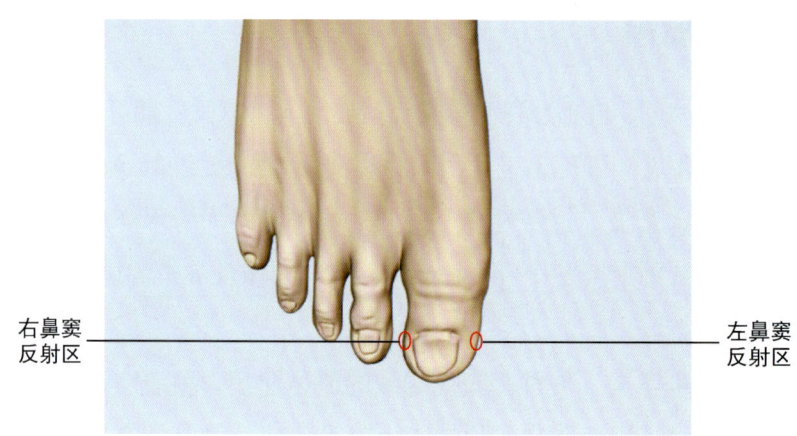

图 1-1　左鼻窦反射区、右鼻窦反射区右脚示意图

三、预防措施

（1）**热水泡脚**　每晚用热水（温度 37～42℃）泡脚 20 分钟，注意泡脚时水量要没过脚面，泡脚后双脚要发红，才能达到预防感冒的最佳效果。

（2）**淡盐水漱口**　每日早晚、餐后用淡盐水漱口，以清除口腔内病菌。在流感流行的时候更应注意用淡盐水漱口，漱口时要仰头含漱，使淡盐水充分冲洗咽部，效果更佳。

（3）**冷水浴面**　每日洗脸时要用冷水。冷水洗脸可使血管产生反射性的充血扩张，促进面部血液循环，改善流鼻涕的症状。

（4）**按摩鼻沟**　两手对搓，掌心热后按摩迎香穴（位于鼻沟内、横平鼻外缘中点）10余次，可预防感冒及在感冒后减轻鼻塞症状。

（5）**呼吸蒸汽** 初发感冒时，在杯中倒入开水，面对热气做深呼吸，使热风吹面。每日数次，可减轻流鼻涕的症状。

另外，预防流鼻涕还要做好以下几个方面。①积极治疗鼻部的原发性疾病，如慢性鼻炎、慢性鼻窦炎等，避免导致继发性感染。②改善生活环境，尤其是对身处北方干燥环境或者污染较为严重地区的人来说，应做好自我防护，如使用加湿器缓解空气干燥带来的鼻部不适。③戒烟戒酒，避免摄入过多刺激性食物。④加强营养，提高机体免疫力。

第二章 鼻　塞

鼻塞是一种常见的鼻部症状，指的是由鼻黏膜充血水肿造成的鼻腔通气障碍，从而导致鼻阻塞的临床表现。部分鼻塞患者可能出现左、右侧鼻腔交替性阻塞的现象。鼻塞还可能伴随流鼻涕、打喷嚏、头痛、面部疼痛等症状。

一、常见原因

（1）**急性鼻炎**　急性鼻炎导致的鼻塞发展很快，通常在数日内即达到高峰，1周左右可自行消退，可伴有发热、头昏等全身症状。

（2）**慢性单纯性鼻炎**　慢性单纯性鼻炎导致的鼻塞多呈阵发性或者交替性，日轻夜重，常受体位影响，卧位时鼻塞较重。点萘甲唑啉、麻黄素药水后鼻塞可以好转较长一段时间。

（3）**慢性肥厚性鼻炎**　慢性肥厚性鼻炎导致的鼻塞多为持续性鼻塞，对萘甲唑啉、麻黄素药水不敏感，或者使用后鼻塞好转仅数分钟后又很快出现。慢性肥厚性鼻炎必要时可以考虑手术治疗，或者使用微波、激光等医学技术来缩小鼻甲。

（4）**药物性鼻炎**　药物性鼻炎为一般鼻炎经常点用麻黄素药水引起，可表现为对滴鼻药物不敏感，或者鼻塞好转的持续时间较短。此时应尽快停止使用此类药物。

（5）**过敏性鼻炎**　过敏性鼻炎可导致鼻塞，多伴有打喷嚏、流清水样涕、鼻痒感，可常年性发作，也可季节性发作。过敏性鼻炎的患者可伴有哮喘，尤其好发于小儿。

（6）**萎缩性鼻炎**　萎缩性鼻炎可导致鼻塞，可伴有鼻黏膜干燥、鼻涕带血、痂皮多。

（7）**慢性鼻窦炎**　慢性鼻窦炎引起的鼻塞可以出现鼻腔流黄脓鼻涕，可伴有头痛、头昏、记忆力下降等，可在感冒后出现长时间鼻腔流脓涕不好转。鼻窦炎可与鼻息肉并存。

（8）鼻息肉 鼻息肉引起的鼻塞多为持续性进行性加重，可单侧也可双侧，可有过敏性鼻炎的症状出现。

（9）鼻窦囊肿 鼻窦囊肿引起的鼻塞多为进行性加重，可出现鼻腔流黄水样分泌物，也可出现头昏等症状。

（10）鼻窦肿瘤 鼻窦肿瘤引起的鼻塞多为进行性，单侧或者双侧，可出现其他并发症状。如同时有鼻出血需要警惕恶性肿瘤的可能；如同时有耳闷、颈部肿块、后缩涕中带血，还要注意鼻咽癌的可能，但要到医院检查后才能确定。

（11）鼻中隔偏曲 鼻中隔偏曲引起的鼻塞多为单侧，也可为双侧，年轻人多见。多表现为持续性鼻塞，可有鼻窦炎的症状，也可与过敏性鼻炎等其他鼻病伴随出现。

（12）先天性鼻塞 先天性鼻塞考虑为后鼻孔闭锁。

（13）感冒 因感冒而导致的鼻塞为常见型鼻塞。

（14）其他 部分患者鼻塞还可能为鼻瓣区狭窄、鼻翼下塌引起；小儿张口呼吸睡眠打鼾可能为腺样体肥大，单侧鼻塞或者伴有流脓涕要注意是否为鼻腔内有异物存在。

二、反射区位置

鼻塞在脚部的治疗反射区为鼻甲沟反射区和鼻窦反射区。鼻甲沟反射区在拇趾背部远端关节和中端关节中线两侧骨缝处。图2-1、图2-2均为右脚示意图，左脚与右脚的反射区位置相同。

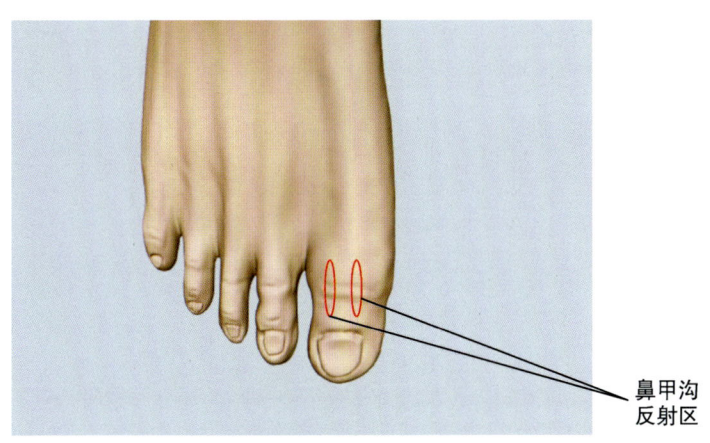

图2-1　鼻甲沟反射区右脚示意图

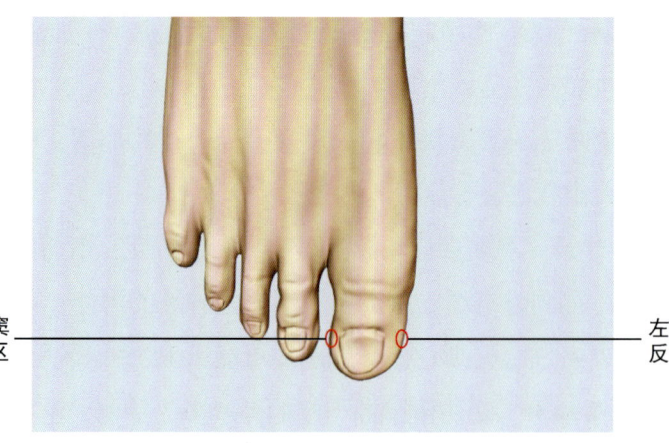

图 2-2　左鼻窦反射区、右鼻窦反射区右脚示意图

三、预防措施

鼻塞虽然不是什么大病,但是令人感到十分不舒服,尤其是在睡觉的时候,对呼吸的影响让人无法入睡,进而影响生活和工作。避免鼻塞应注意以下几点。

(1)多饮水,忌辛辣刺激性食物,避免生冷食物,多吃新鲜的食物或蛋白质多的食物,如鱼、牛奶、大豆等。鼻炎、咽炎患者最好禁食梨、西瓜、番茄、椰子、香瓜、橘子、哈密瓜、冷饮、冰水、烟酒及各种巧克力、核桃等食品。

(2)注意室内空气流动,平时注意不要过度疲劳或熬夜,尽量保证睡眠充足。

(3)积极锻炼身体,健康饮食,维持机体正常免疫力,避免上呼吸道感染。

(4)对于过敏性鼻炎患者,应尽量避免接触过敏原。慢性鼻炎患者应经常通过足反射靶向疗法进行治疗和保健,以便治愈。

(5)定期清洗鼻腔,保持鼻腔湿润和通畅。避免长时间使用减充血剂等鼻腔药物,以免产生依赖性或加重症状。

第三章 流 泪

流泪是以泪液不循常道而溢出睑弦为主要表现的眼病。泪液是由泪腺分泌的透明液体，主要功能是保持眼球表面的湿润和清洁，同时防止眼部干燥和受到感染。流泪的主要症状是泪液不自主地流出，可能伴随眼部不适、疼痛、瘙痒等症状。同时，根据流泪的原因不同，还可能伴随其他症状，如眼部红肿、分泌物增多等。

一、常见原因

（1）泪液分泌过多。泪液分泌过多常与角膜、虹膜、睫状体等组织遭受病变的刺激有关；烟尘和化学物品刺激所引起的流泪也属此类。

（2）泪道系统阻塞。正常分泌的泪液不能顺利排入鼻腔，以致反流溢出，临床上可用泪道冲洗的方法来证实。

（3）下睑外翻。泪小点不能紧靠在泪阜上，使毛细管导流泪液的作用遭到破坏，泪液不能由泪小管进入鼻腔，因而外溢。

（4）下泪点位置异常，因泪点或下睑外翻所致。

（5）泪囊吸力不足，如面神经麻痹导致眼轮匝肌松弛，泪囊瘢痕性缩小或扩张无力。

（6）泪点阻塞，先天性或由炎症、外伤引起。

（7）泪小管、鼻泪管阻塞，由炎症、外伤引起。

（8）慢性泪囊炎。

（9）泪道肿瘤。

二、反射区位置

流泪在脚部的治疗反射区为流泪反射区。流泪反射区在双脚中趾、示趾底部趾腹下内侧底面，从上到下至趾根部区域内。运用足反射靶向疗法治疗流泪，针对病情的长短、年龄的大小，治愈快慢不一。病情越短治愈越快，病情越长治愈越慢；年龄越小治愈越快，年龄越大治愈时间相对越长。图3-1为右脚示意图，左脚与右脚的反射区位置相同。

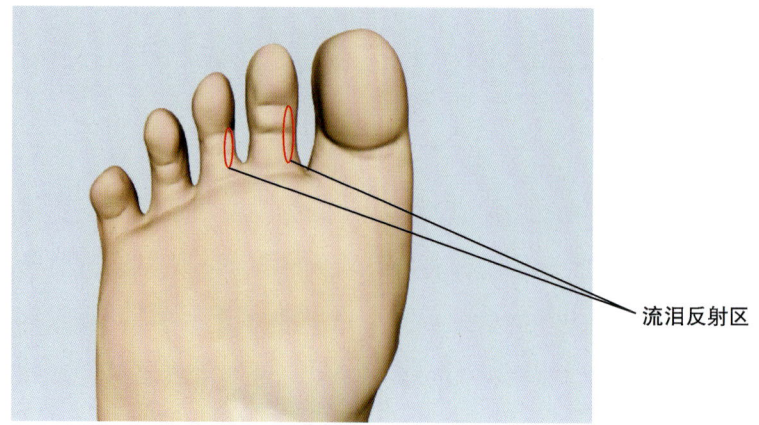

图3-1　流泪反射区右脚示意图

三、预防措施

（1）做好眼睛保护，生活中要注意防风、保温，尽量不要暴露于冷空气中。在户外活动时佩戴护目镜，以减少眼部受到的物理和化学刺激。使用时间不要过长，不要过于劳累。

（2）保持健康的生活方式，如适量运动等，以提高机体免疫力，减少眼部疾病的发生。

（3）饮食上要多吃一些新鲜的蔬菜和水果，多吃一些含维生素丰富的食物。减少与刺激性物质（如洋葱、辣椒等）的接触。

第四章　青光眼

青光眼是一组以视神经萎缩和视野缺损为共同特征的疾病，病理性眼压增高是其主要危险因素。青光眼是主要的致盲眼病之一，有一定的遗传倾向。眼压升高水平和视神经对压力损害的耐受性与青光眼视神经萎缩和视野缺损的发生发展有关。

一、常见原因

（1）**急性闭角型青光眼**　急性闭角型青光眼是由于眼内房角突然狭窄或关闭，房水不能及时排出，引起房水涨满，眼压急剧升高而造成的。急性闭角型青光眼多发于中老年人，40岁以上占90%，女性发病率较高，男、女比例为1∶4，来势凶猛，症状急剧。急性发病前可有一过性或反复多次的小发作，表现为突感雾视、虹视，伴额部疼痛或鼻根部酸胀；急性发病时前房狭窄或完全关闭，表现为突然发作的剧烈眼胀、眼痛、畏光、流泪、头痛、视力锐减、眼球坚硬如石、结膜充血，伴有恶心、呕吐等全身症状；急性发作后可进入视神经持续损害的慢性期，直至视神经遭到严重破坏，视力降至无光感且无法挽回的绝对期。

（2）**慢性闭角型青光眼**　慢性闭角型青光眼的发病年龄在30岁以上。此型发作一般都有明显的诱因，如情绪激动、视疲劳、用眼及用脑过度、长期失眠、习惯性便秘、妇女在经期，或局部、全身用药不当等，表现为眼部干涩、疲劳不适、胀痛、视物模糊或视力下降、虹视、头昏头痛、失眠、血压升高，休息后可缓解。有的患者无任何症状即可失明，检查时眼压可正常或波动，或不太高，20～30mmHg，眼底早期可正常，此型最易被误诊。如此反复发作，前房角一旦粘连关闭，即可形成暴发型青光眼（通常指急性闭角型青光眼急性发作期）。早期症状有4种：①经常感觉眼睛疲劳不适。②眼睛常常酸胀，休息之后就会有所缓解。③视物模糊、近视或老视突然加重。④眼睛经常感觉干涩。

（3）**原发性开角型青光眼**　原发性开角型青光眼多发生于40岁以上的

人，25%的患者有家族史，绝大多数患者无明显症状，常常是疾病发展到晚期视功能严重受损时才发觉。患者眼压虽然升高，但前房角始终是开放的。

二、反射区位置

青光眼在脚部的治疗反射区为青光眼反射区。青光眼反射区在双脚中趾、示趾趾腹下外侧底面，从趾腹到趾根部。眼睛一旦出现青光眼的症状，应及时采用足反射靶向疗法进行治疗。治疗效果极佳，一般治疗10分钟左右症状便可缓解。要想彻底治疗，必须对该反射区进行多次或长期按摩。图4-1为右脚示意图，左脚与右脚的反射区位置相同。

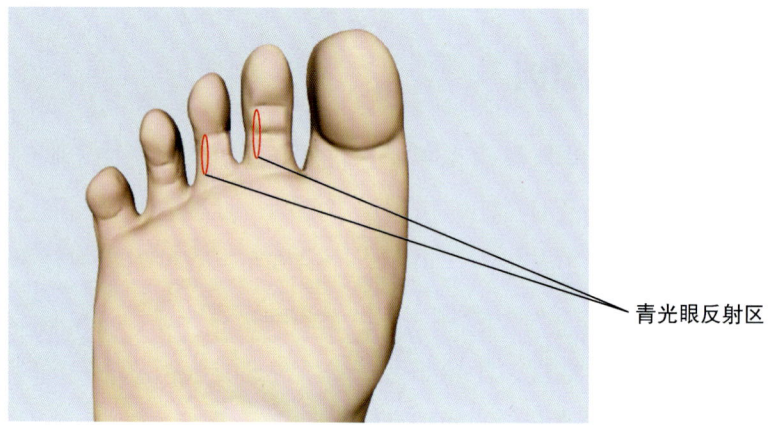

图4-1 青光眼反射区右脚示意图

三、预防措施

（1）保持愉快的心情。据调查，不良的情绪是诱发青光眼的主要因素，如脾气暴躁、抑郁、忧虑、惊恐。

（2）生活、起居要规律，劳逸结合，适量体育锻炼，不要参加剧烈运动，要保证睡眠质量。

（3）饮食宜清淡，营养要丰富，禁烟酒、咖啡，适当控制饮水量。

（4）注意用眼卫生，不要过度用眼，不要在强光或黑暗的环境下看书。要保护眼睛，防止眼疾，缓解眼部疲劳，阻止青光眼恶性发展。

第五章 角膜炎

角膜炎是眼科常见疾病之一,也是我国主要致盲眼病之一。角膜炎是角膜发生的炎症反应。角膜位于眼球最前面,直接与外界接触,易受到微生物、外伤及理化刺激因素的损害。角膜炎临床表现为眼部刺激症状,如疼痛、畏光、流泪、眼睑痉挛等。这些症状是由于角膜受到炎症刺激而产生的。角膜炎可导致视力下降,尤其是当炎症侵犯瞳孔区域时,视力下降更为明显。溃疡愈合后形成的角膜瘢痕也会影响视力。角膜炎可引起结膜充血、水肿,严重时甚至可能导致眼睑水肿。

一、常见原因

(1) **角膜感染** 感染是引起角膜炎的最常见原因。角膜上皮遭受损伤后极容易发生感染性炎症。因此,角膜异物、角膜擦伤、不正确使用角膜接触镜、眼部接触污染的药物或水源等是感染性角膜炎的常见易感因素。细菌性角膜炎起病最急,症状最重,分泌物增多且黏稠;病毒性角膜炎次之,分泌物不多,为水样或黏液状;真菌性角膜炎最轻,有时角膜病变已经很重,但患者感觉不明显。单纯疱疹性角膜炎患者角膜知觉可减退。

(2) **免疫因素** 免疫因素指来自全身的内因性疾病,如一些自身免疫性疾病或其他全身性疾病(如维生素 A 缺乏、三叉神经损害)波及角膜。角膜没有血管,所以急性传染病不易侵及角膜。可是,角膜组织却参与全身的免疫反应,尽管其免疫反应的程度较其他组织的为低,但是正因为它没有血管,新陈代谢较为迟缓,才使这种免疫反应变化持续经久。

(3) **邻近组织蔓延** 由于胚胎学上的同源关系及解剖学上的连续性,邻近组织疾病蔓延到角膜上皮层。疾病多来自结膜,如严重的结膜炎多合并浅层角膜炎。角膜炎症必然使视力或多或少地受到影响,尤以炎症侵犯瞳孔区域者更为严重。溃疡愈合后形成的角膜瘢痕不但阻碍光线进入眼内,并能使角膜曲率和角膜屈光力发生改变,使物体不能在视网膜上聚焦形成清晰的物像,因而视力降低。视力的受累程度完全取决于瘢痕所在的位置,如果位于角膜正中,纵然瘢痕很小,但对视力的影响很大。

二、反射区位置

角膜炎在脚部的治疗反射区为角膜炎反射区。角膜炎反射区在中趾、示趾底面趾根部两侧拐角处。足反射靶向疗法治疗角膜炎,首先要在双脚中趾、示趾找到准确的反射区,由内向外横向按摩,基本点为线状,覆盖整个横向区域。图5-1为右脚示意图,左脚与右脚的反射区位置相同。

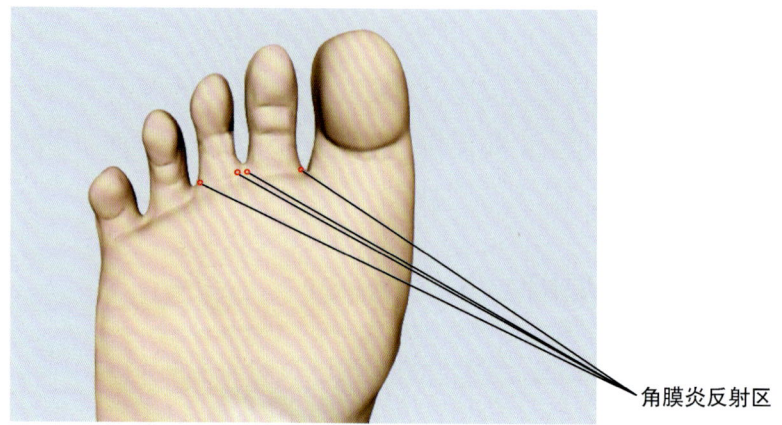

图5-1　角膜炎反射区右脚示意图

三、预防措施

(1)忌酒。酒精能降低机体免疫力,使病毒加快繁殖的速度。因此,角膜炎患者必须戒酒及含酒精的饮料,这是角膜炎治疗的注意事项中最基本的。

(2)忌羊肉等性热的、易导致发病的食物。由于角膜炎患者的角膜深层病变是免疫反应的表现,而吃羊肉可加重这种免疫反应,导致病情加重,因此病毒性角膜炎患者不要吃羊肉。

(3)忌热敷眼睛。由于炎症反应的存在,如果在其患病时突然对其施以较高温度的处置,无异于火上浇油,眼睛遭受高温、缺氧的摧残。

另外,需要培养良好的卫生习惯,常用肥皂洗手,保持干燥;避免用手揉眼睛,以免将病原微生物带入眼内;避免到人多的公共场所或公共游泳池游泳,以减少感染机会;保持身心健康,增强机体抵抗力。

第六章 眩晕、恐高症、晕动病

一、常见原因

1. 眩晕

眩晕是目眩与头晕的总称。目眩即眼花或眼前发黑，视物模糊；头晕即感觉自身或外界景物旋转，站立不稳。二者常同时并见，故统称为眩晕。根据病因和临床表现，眩晕可以分为多种类型，包括前庭系统性眩晕（真性眩晕）和非前庭系统性眩晕（一般性眩晕），以及周围性眩晕、中枢性眩晕、全身疾病性眩晕、眼源性眩晕和神经精神性眩晕等。眩晕的主要症状包括旋转感、摇晃感、移动感等运动错觉，以及恶心、呕吐、出冷汗、面色苍白等自主神经症状。此外，患者可能伴有耳鸣、听力下降、眼球震颤、共济失调等体征。

眩晕的常见病因包括以下几个方面。

（1）耳源性因素 ①内耳疾病：如梅尼埃病、前庭神经元炎、迷路炎、耳石病（良性阵发性位置性眩晕）等，这些疾病都可能影响内耳的功能，导致眩晕。②中耳疾病：如中耳炎、鼓膜炎等，这些疾病可能通过影响听力系统而引起眩晕。

（2）神经系统因素 ①脑干病变：如肿瘤（小脑桥脑角占位性病变、第四脑室肿瘤、脑干内肿瘤等）、椎基底动脉（VBA）系统血液循环障碍（如基底动脉供血不足）、脑干炎症、多发性硬化等，都可能引起眩晕。②皮质性病变：如颞叶肿瘤或局限性炎症、脑血管病、癫痫等，这些疾病可能影响大脑皮质的功能，导致眩晕。

（3）心血管系统因素 ①高血压：高血压患者除头晕之外，还常伴随头胀、心慌、烦躁、耳鸣、失眠等不适。②低血压：低血压可能导致脑部供血不足，从而引起眩晕。③动脉硬化：动脉硬化使血管内径变小，脑内血流下降，产生脑供血、供氧不足，引起头晕。

（4）全身性疾病因素 ①贫血：贫血会导致血液携氧能力下降，使脑部缺氧，从而引起眩晕。②血液疾病：如白血病、恶性贫血等，这些疾病可能影响血液循环，导致眩晕。③中毒：如酒精中毒、链霉素中毒及阿片制剂中毒等，这些物质可能影响神经系统或血液循环系统，导致眩晕。

（5）其他因素 ①颈椎病：颈椎病变可能导致颈椎压迫血管，从而引起脑供血不足，出现眩晕的症状。②眼部因素：如屈光不正、眼肌麻痹及视力下降等视觉系统的病变，都可能引起眼源性的眩晕。③药物副作用：一些药物如抗抑郁药、抗精神病药等，可能引起眩晕。④环境因素：如晕动病（晕车、晕船、晕机）等，这些环境因素可能导致人体平衡系统失调，引起眩晕。

眩晕的临床表现

（1）周围性眩晕 由内耳迷路或前庭部分、前庭神经颅外段（在内听道内）病变引起的眩晕为周围性眩晕。它常见于急性迷路炎、梅尼埃病等。其特点表现为：①眩晕为剧烈旋转性，持续时间短，头位或体位改变可使眩晕加重明显。②眼球震颤，常与眩晕发作同时存在，多为水平性或水平加旋转性眼球震颤，通常无垂直性眼球震颤，振幅可以改变，数小时或数日后眼球震颤可减退或消失，向健侧注视时眼球震颤更明显。头位诱发眼球震颤多为疲劳性；温度诱发眼球震颤多见于半规管麻痹。③平衡障碍，多为旋转性或上、下、左、右摇摆性运动感，站立不稳，自发倾倒，静态直立试验多向眼球震颤慢相方向倾倒。④自主神经症状，如恶心、呕吐、出汗及面色苍白等。⑤常伴耳鸣、听觉障碍，而无脑功能损害。

（2）中枢性眩晕 中枢性眩晕指前庭神经核、脑干、小脑和大脑颞叶病变引起的眩晕。其特点表现为：①眩晕程度相对轻些，持续时间长，为旋转性或向一侧运动感，闭目后可减轻，与头部或体位改变无关。②眼球震颤粗大，可以为单一的垂直眼球震颤和（或）水平性、旋转性眼球震颤，可以长期存在而强度不变。眼球震颤方向与病灶侧别不一致，自发倾倒与静态直立试验倾倒方向不一致。③平衡障碍，表现为旋转性或向一侧运动感，站立不稳，多数眩晕与平衡障碍程度不一致。④自主神经症状不如周围性眩晕明显。⑤无半规管麻痹、听觉障碍等症状。⑥可伴脑功能损害，如脑神经损害、眼外肌麻痹、面（舌）瘫、延髓性麻痹、肢体瘫痪、高颅压等。

（3）常见的眩晕 ①耳石病：在临床上最为常见，多就诊于耳鼻喉科。临床表现的眩晕与头位有关，起病突然，开始为持续性眩晕，数日后缓解，转为发作性眩晕。但当头部处于某一位置时即出现眩晕，可持续数十秒钟，转向或反向头位时眩晕可减轻或消失。可见显著眼球震颤，其眩晕持续时间差别很大，发病后多数在几小时或数日内自行缓解或消失。②梅尼埃病：临床表现的眩晕呈间歇性反复发作，间歇数日、数月、数年不等。常突然发生，开始时眩晕即达到最严重程度，头部活动及睁眼时加剧，多伴有倾倒，因剧烈旋转感、运动感而呈惊恐状态，伴有耳鸣、耳聋、恶心、呕吐、面色苍白、脉搏缓慢、血压下降和眼球震颤。每次持续时间数分钟至几小时不等，个别呈持续状态，连续数日。每次发作过后疲乏、思睡。间歇期平衡与听力恢复正常。多次发作后眩晕随患侧耳聋的加重反而减轻，发展到完全耳聋时眩晕也消失。③椎基底动脉系统缺血性病变：有眼球震颤而不伴神经系统其他症状和体征。按临床表现，可将其分为短暂缺血发作型、进展性卒中型和完全性卒中型3种类型。短暂缺血发作型发作无定时，可1日数次或数日1次，一般数分钟至半小时缓解或消失，轻者仅有眩晕、不稳，重者频繁发作进展为完全性卒中型。进展性卒中型发病后眩晕、耳鸣、耳聋持续进展加重，数日后达高峰。完全性卒中型发病后数小时眩晕、不稳、耳鸣、耳聋达高峰，有明显眼球震颤。数周后症状可逐渐减轻，常遗有听力障碍、头晕。其他病变如小脑出血、颈部病变、颅内肿瘤、颅脑外伤、药物或毒物中毒、炎性脱髓鞘疾病等也可导致眩晕，都属于眩晕的范畴。

2. 恐高症

恐高症是一种恐惧症，属于精神类疾病。患者对于高处环境或高度具有强烈的恐惧感，这种恐惧与实际危险程度不相称。恐高症一般可分为生理恐高和心理恐高两种类型。生理恐高指的是在高处（如爬山、悬崖边）时产生的恐惧感；而心理恐高则是指对高处的人或事物（如追求更高目标时的自卑感）产生的恐惧。

如果站在深谷的边缘有即将坠落的不祥感或者可以称之为压迫感，它会促使人们立即后退，避免坠落的悲剧发生，这是一种自我保护的机制，是正常的反应。然而，如果站在高层建筑的屋内就惊恐万分并极力回避，这就不正常了。这种对高处产生的过分恐惧的情绪、恐惧的程度与实际危险不相称，明知过分恐惧，不合理、不必要，但无法控制，并有回避行为就构成了恐高症。由此可见，在日常生活中很多自称患有"恐高症"的人其实都属于第一种情况，这样的反应不是一种病症，而是个体自我保护的本能反应。而对于后者就是一种不正常的心理现象。

恐高症的病因多种多样，主要包括以下几个方面。

（1）**遗传因素** 恐高症具有较高的家族聚集性，表明遗传因素可能在恐高症的发病中起一定作用。

（2）**性格特征** 患者病前性格多为胆小、羞怯、被动依赖、高度内向、容易焦虑、恐惧，并有强迫倾向等。这些性格特征可能增加个体对高处环境的敏感性。

（3）环境因素 童年时期的不良经历，如高处坠落、目睹恐怖场景等，可能导致个体在成年后对高处环境产生恐惧。此外，现代都市生活中的高楼林立也可能增加个体接触高处环境的机会，从而增加恐高症的发病率。

（4）神经生物学因素 恐高症患者神经系统的警醒水平增高，这种人很敏感、警觉，处于过度觉醒状态。这种神经生物学因素可能导致个体对高处环境产生过度反应。

3. 晕动病

晕动病是晕车、晕船、晕机等的总称，指乘坐交通工具时或由摇摆、颠簸、旋转、加速运动等各种因素，致内耳前庭平衡感受器受到过度运动刺激，而出现的出冷汗、恶心、呕吐、头晕等症状群。晕动病的症状包括眩晕、冷汗、恶心、呕吐、面色苍白、唾液增多、血压下降、呼吸深而慢、眼球震颤等。这些症状通常在停止运行或减速后数十分钟或几小时内消失或减轻，有时也可能持续数日后才逐渐恢复。晕动病好发于有晕动病家族史的人群、前庭功能障碍的人群以及3～20岁的人群，特别是儿童，因为他们的神经系统发育还不完善，前庭功能适应力还不强。此外，妊娠期女性、情绪紧张、睡眠不足、过度疲劳、饥饿或过饱、身体虚弱、内耳疾病等人群也易发生晕动病。晕动病的发生与内耳前庭平衡感受器有直接关系。人体的平衡和定向功能主要由皮肤浅感受器、眼睛、颈和躯体的深部感受器及内耳等共同负责，其中以内耳最为重要。内耳的半规管以及椭圆囊和球囊主要具有平衡功能。当乘坐交通工具时，由于行进中不断变换方向、上下颠簸或者发生旋转，乘客的头部位置不断改变，导致负责平衡的器官受到较强的刺激，如果这些刺激超过了负责平衡的器官的耐受限度，会引起一系列的机体功能异常，从而引发晕动病。

晕动病的常见病因主要包括以下几个方面。

（1）遗传因素 晕动病属于染色体显性遗传病。如果家族中有人晕车，那么个体晕车的概率会明显增高。这种遗传倾向使得部分人群在乘坐交通工具时更容易出现晕动病症状。

（2）前庭系统敏感 前庭系统是人体感知头部和身体运动的重要部分，对直线加速和减速特别敏感。部分人的前庭系统对运动刺激更为敏感，因此在乘坐交通工具时，尤其是在车辆加速、减速、转弯等过程中，容易受到过度刺激，从而引发晕动病症状。

（3）视觉与运动感知不一致 在乘坐交通工具时，人体的视觉、听觉、平衡等感觉系统会受到刺激。如果这些感觉系统传入大脑的信息不一致，特别是视觉和内耳（平衡系统）接收到的运动信号不一致，会导致神经中枢调节失衡，从而产生头晕、恶心等晕动病症状。例如，在乘坐车辆时，内耳感受到的运动信号表明身体在运动，但眼睛所看到的景象相对稳定，这种不一致的感觉容易导致晕车。

（4）身体状态不佳 如果在交通工具行驶期间，机体出现饥饿、乏力、过度疲劳、睡眠不足、身体过度虚弱或贫血等身体状态不良的情况，通常会增加晕动病的发生率。这是因为这些不良的身体状态会影响神经系统的调节功能，使得个体更容易出现晕动病症状。

（5）心理因素 心理因素也是导致晕动病的一个重要原因。对于晕动病有恐惧或焦虑情绪的人，在乘坐交通工具时更容易出现晕动病症状。这种情绪状态会直接影响神经中枢的调节功能，从而引起眩晕。

（6）其他因素 除了以上几个主要原因外，一些其他因素也可能导致晕动病，如中耳炎、耳膜改变、自主神经功能紊乱等。这些因素可能通过影响内耳功能、神经传递或身体平衡等方面而引发晕动病症状。

二、反射区位置

以上3种病症在脚部的治疗反射区可共同使用眩晕、恐高症、晕动病反射区。眩晕、恐高症、晕动病反射区在双脚第4趾趾腹底面外侧拐角处，以点为主要表现形式。治疗应以点按的手法实施。图6-1为右脚示意图，左脚与右脚的反射区位置相同。

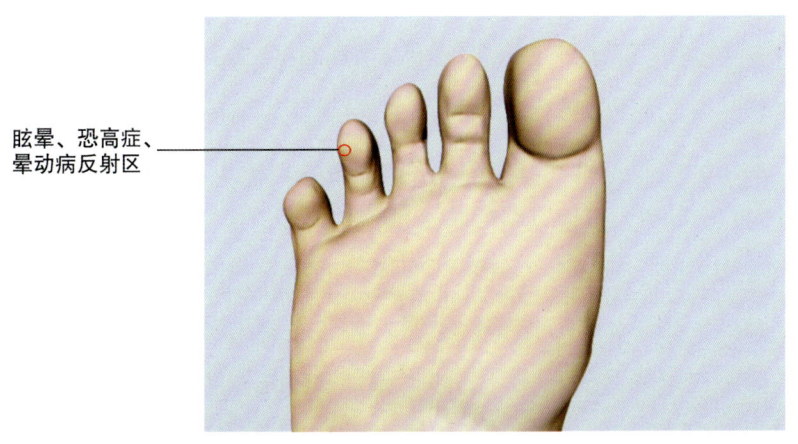

图6-1 眩晕、恐高症、晕动病反射区右脚示意图

三、预防措施

（1）预防眩晕的措施　①患者应该多吃清淡的食物，如冬瓜、萝卜、玉米、小米、荷叶粥、黑木耳、茄子、豌豆苗、番茄、莴笋、豆油、茶、鲤鱼、海蜇，以及豆类、豆制品等，少吃高脂肪、含盐量过高、甜食或非常油腻的食物。切记少吃生冷瓜果，以免生痰助湿。②积极参加体育锻炼。体质比较差的，可以通过适当的体育锻炼，提高自身体质，从而增强抵抗力，避免眩晕的发生。③保证充足的睡眠和休息。尽量保证卧室与整个屋子的环境安静，不要出现嘈杂的声音。④平时的工作与生活中不要过于忧虑，不要给自己添加很重的心理压力。可多参加一些简单的娱乐活动，以此转移注意力。⑤避免从事高风险的工作。患有眩晕的患者，在工作的选择上要谨慎，应避免从事开车、开重型机器、炼铁、开船等职业。⑥戒烟少酒。

（2）预防恐高症的措施　克服恐高症最根本的解决方法是多运动，保持健康的体魄，使平衡系统正常工作。成长期的儿童可通过走独木桥、一字步、做直线运动、翻筋斗、跳跃、转圈等训练身体，提高定向能力，去除恐惧心理。

（3）预防晕动病的措施　①首选点按眩晕、恐高症、晕动病反射区。②乘交通工具时望前方窗口，看窗外风景能让大脑确定平衡系统的信号，确认身体真的在移动，以缓解造成晕动病的不协调状况。盯着远方静止的物体如地平线。不要让眼睛固定在同个地方，如阅读或玩牌。不要一直转身或左右环视。③如果是开车，尽量往前排坐，可考虑自己开车。司机很少会晕车，因为他们总是盯着路面。坐在副驾驶的座位上视野更开阔，且前方座位没那么颠簸，是第二好的选择。若无法开车或不想开车，可在脑海里想象或假装自己在开车，则可以避免或减轻恶心症状。④可闭上双眼睡觉。闭上眼睛就看不见任何东西，消除了造成晕动病的因素。此外，睡觉能有效地避免考虑晕动病这件事。⑤开窗。虽尚不清楚其中的原理，但许多人发现呼吸新鲜、清凉的空气能让他们感觉好一些。如果无法开窗，可以靠着窗口底部呼吸，外面的空气可能会从那里进入交通工具内。⑥有的人发现某些气味令他们更难受，如交通工具的空气清新剂、香水、烟味和某些食物散发的气味。要尽量消除异味来源，或者让新鲜空气流入交通工具内。如果2种方法都行不通，那么需要稍微闻一闻有助于镇静安神的气味，如薰衣草或薄荷香味。⑦停下休息一会儿，活动下筋骨。坐在板凳上或树下，用嘴深深呼吸，帮助身体放松。汽车必须在弯曲的山路上行驶一段时间时这一点尤其重要。经常停车，不仅能帮助减轻晕车症状，而且能让司机好好休息。⑧可配合按压穴位。如果认为自己可能会出现晕动病，可以轻轻地按压前臂从手腕中心（两个肌腱之间）往手肘方向3厘米左右的地方（内关穴）。按压穴位可暂时延缓或减轻恶心感，直至停下休息。⑨恶心是最让人感到虚弱无力的晕动病症状，故应采取一定的预防措施。生姜具有止吐（防止恶心）的作用，是预防恶心的传统药材，故可在出发前、途中及抵达目的地后吃几块姜饼。值得注意的是，许多有效防止恶心的药物可能无法抵抗晕动病所引起的恶心。预防恶心也可尝试吃姜糖（咀嚼片）、蘸了糖的姜（如果不介意上火）、姜味薄荷糖、含酒精或不含酒精的姜汁汽水、新鲜的薄荷叶。若是长途旅行，则可考虑准备姜茶、薄荷茶。除以上介绍外，可以选择其他抑制晕动病的方法。

第六章 眩晕、恐高症、晕动病

第七章 偏头痛

偏头痛是反复发生并伴有多种神经系统表现的一种常见的原发性头痛。偏头痛表现为反复发作的单侧或双侧搏动性头痛，并常伴有恶心、呕吐、畏声、畏光等症状，活动后加重。

一、常见原因

（1）**遗传因素** 约60%的偏头痛患者有家族史，其亲属出现偏头痛的风险是一般人群的3～6倍。家族性偏头痛患者尚未发现一致的孟德尔遗传定律，反映了不同外显率及多基因遗传特征与环境因素的相互作用。家族性偏瘫型偏头痛是明确的有高度异常外显率的常染色体显性遗传病，已定位在19p13（与脑部表达的电压门控P/Q钙通道基因错译突变有关）、1q21和1q31等3个疾病基因位点。

（2）**内分泌和代谢因素** 女性偏头痛的发生率高于男性，多在青春期发病，月经期容易发作，妊娠期或绝经后发作减少或停止。这提示内分泌和代谢因素参与偏头痛的发病。此外，5-羟色胺、去甲肾上腺素、P物质和花生四烯酸等代谢异常也可影响偏头痛的发生。

（3）**饮食与精神因素** 偏头痛发作可由某些食物和药物诱发。食物包括含酪胺的奶酪、含亚硝酸盐防腐剂的肉类和腌制食品、含苯乙胺的巧克力、食品添加剂如谷氨酸钠（味精），以及红酒、葡萄酒等。药物包括口服避孕药和血管扩张药如硝酸甘油等。另外，有些环境因素（月经、强光）、精神因素（如紧张、过度疲劳、情绪激动），以及睡眠过度或过少也可诱发。

偏头痛的三叉神经血管反射学说认为，偏头痛是三叉神经传入纤维末梢释放P物质及其他神经递质，传出神经作用于颅内外血管而引起的头痛和血管扩张。与三叉神经系统相关的最主要的神经肽是降钙素基因相关肽，其次是P物质、神经激肽A。P物质是传递并降低痛阈的神经递质，与神经激肽A有协同作用，而降钙素基因相关肽具有较强的扩血管作用，通过扩张血管而引起头痛。

偏头痛的症状

偏头痛频繁发作将影响患者的生活和工作，最直接的就是影响睡眠，因为睡眠不足，白天就没精神，工作也大受影响，而部分患者常常是一工作就发作，十分耽误事。同时，人久患头痛疾病，性格会发生变化，性情也会变得暴躁，又因久治不愈，生活受到重大影响，心理脆弱，丧失信心，时间长了对人的心脑血管将产生不利影响，临床上头痛发作后脑血栓、高血压、脑出血也较常见。

偏头痛的主要类型及其临床表现

（1）无先兆偏头痛　无先兆偏头痛是最常见的偏头痛类型，约占80%。发病前可没有明显的先兆症状，部分患者在发病前有精神障碍、疲劳、打哈欠、食欲不振、全身不适等表现。女性月经来潮、饮酒、空腹饥饿时可诱发疼痛。无先兆偏头痛多呈缓慢加重，反复发作的一侧或双侧额颞部疼痛，呈搏动性，疼痛持续时伴颈肌收缩可使症状复杂化，常伴有恶心、呕吐、畏光或畏声、出汗、全身不适、头皮触痛等症状。与有先兆偏头痛相比，无先兆偏头痛具有更高的发作频率，可严重影响患者的工作和生活，常需要频繁应用止痛药治疗，易合并出现一种新的头痛类型——药物过量使用性头痛。

（2）有先兆偏头痛　有先兆偏头痛约占偏头痛的10%。发作前数小时至数日可有倦怠、注意力不集中和打哈欠等前驱症状。在头痛之前或头痛发生时，有先兆偏头痛常以可逆的局灶性神经系统症状为先兆，最常见为视觉先兆，如视物模糊、暗点、闪光、亮点亮线或视物变形；其次为感觉先兆，感觉症状多呈面－手区域分布；言语和运动先兆少见。先兆症状一般在5～20分钟内逐渐形成，持续不超过60分钟，且不同先兆可以接连出现。有先兆偏头痛在先兆同时或先兆后60分钟内发生，表现为一侧或双侧额颞部或眶后搏动性头痛，常伴有恶心、呕吐、畏光或畏声、苍白或出汗、多尿、易激惹及疲劳感等，可见头面部水肿、颞动脉突出等。活动能使头痛加重，睡眠后可缓解。疼痛一般在1～2小时达到高峰，持续4～6小时或十几小时，重者可历时数日，头痛消退后常有疲劳、倦怠、烦躁、无力和食欲差等。①伴典型先兆的偏头痛性头痛：最常见的有先兆偏头痛类型。先兆表现为完全可逆的视觉、感觉或言语症状，但无肢体无力表现。与先兆同时或先兆后60分钟内出现符合偏头痛特征的头痛，即为伴典型先兆的偏头痛性头痛；若与先兆同时或先兆后60分钟内发生的头痛表现不符合偏头痛特征，则称为伴典型先兆的非偏头痛性头痛；若先兆后60分钟内不出现头痛，则称为典型先兆不伴头痛。后两者应注意与短暂性脑缺血性发作相鉴别。②偏瘫型偏头痛：临床少见。先兆除必须有运动无力症状外，还应包括视觉、感觉和言语3种先兆之一，先兆症状持续5分钟至24小时，症状呈完全可逆性，是在先兆同时或先兆后60分钟内出现符合偏头痛特征的头痛。若在偏瘫型偏头痛患者的一级或二级亲属中至少有一人具有包括运动无力的偏头痛先兆，则为家族性偏瘫型偏头痛；若无，则称为散发性偏瘫型偏头痛。③基底型偏头痛：先兆症状明显源自脑干和（或）两侧大脑半球，临床可见构音障碍、眩晕、耳鸣、听力下降、复视、双眼鼻侧及颞侧视野缺损同时出现视觉症状、共济失调、意识障碍、双侧肢体同时出现感觉异常，但无运动无力症状，是在先兆同时或先兆后60分钟内出现符合偏头痛特征的头痛，常伴恶心、呕吐。

（3）视网膜性偏头痛　视网膜性偏头痛为反复发生的完全可逆的单眼视觉障碍，包括闪烁、暗点或失明，并伴偏头痛发作，在发作间期眼科检查正常。与基底型偏头痛视觉先兆症状常累及双眼不同，视网膜性偏头痛视觉症状仅局限于单眼，且缺乏起源于脑干或大脑半球的神经缺失或刺激症状。

（4）儿童周期性呕吐综合征　常为偏头痛前驱的儿童周期性呕吐综合征可视为偏头痛等位症，临床可见周期性呕吐、反复发作的腹部疼痛伴恶心、呕吐（腹型偏头痛）、良性儿童期发作性眩晕。发作时不伴有头痛，随着时间的推移可发生偏头痛。

偏头痛的并发症

（1）慢性偏头痛　每月头痛发作超过15日，连续3个月或3个月以上，并排除药物过量引起的头痛，可考虑为慢性偏头痛。

（2）偏头痛持续状态　发作持续时间≥72小时，而且疼痛程度较严重，但其间可有因睡眠或药物应用获得的短暂缓解期。

（3）无梗死的持续先兆　无梗死的持续先兆指有先兆偏头痛患者在一次发作中出现一种先兆或多种先兆症状持续1周以上，多为双侧性；发作的其他症状与以往发作类似；须神经影像学排除脑梗死病灶。

（4）偏头痛性梗死　在极少数情况下在偏头痛先兆症状后出现颅内相应供血区域的缺血性梗死，此先兆症状常持续60分钟以上，而且缺血性梗死病灶为神经影像学所证实，称为偏头痛性梗死。

（5）偏头痛诱发的痫样发作　在极少数情况下偏头痛先兆症状可触发痫样发作，且痫样发作发生在先兆症状中或后1小时以内。

（6）眼肌麻痹性偏头痛　眼肌麻痹性偏头痛的临床表现为反复发作的偏头痛样头痛，头痛发作同时或4日内出现头痛侧眼肌麻痹，动眼神经最常受累，常有上睑下垂、瞳孔扩大，部分病例可同时累及滑车神经和展神经。眼肌麻痹性偏头痛患者的头痛常持续1周或1周以上，头痛至出现眼肌麻痹的潜伏期可长达4日，部分病例磁共振成像增强扫描可提示受累动眼神经有反复发作的脱髓鞘改变。因此，目前已倾向不将眼肌麻痹性偏头痛视为偏头痛的亚型或变异型。

二、反射区位置

根据偏头痛位置的不同，在脚部选择的反射区也不同。左侧偏头痛反射区在双脚第4趾趾背面远端关节与中关节之间左侧面上；右侧偏头痛反射区在双脚第4趾趾背面远端关节与中关节之间右侧面上。图7-1为右脚示意图，左脚与右脚的反射区位置相同。

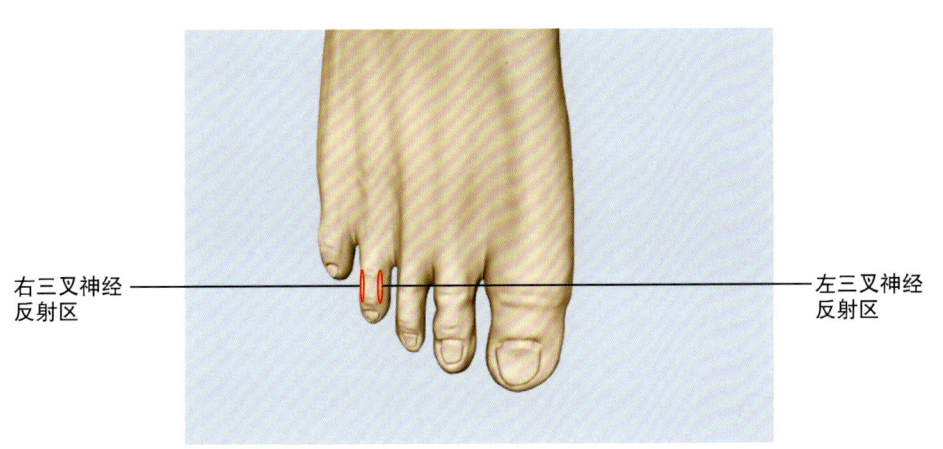

图7-1　左三叉神经反射区、右三叉神经反射区右脚示意图

三、预防措施

在患病第一时间首先进行足反射靶向疗法治疗，一般情况会有立竿见影的效果。其次可运用以下措施预防偏头痛。

（1）揉太阳穴　每日清晨醒来后和晚上临睡以前，用双手中指按太阳穴，转圈揉动，先顺时针揉7～8圈，再逆时针揉7～8圈，如此反复几次，连续数日，偏头痛可大为减轻。

（2）梳摩痛点　将双手的10个指尖，放在头部最痛的地方，像梳头那样进行轻度的快速按摩，每次梳摩100个来回，每日早、中、晚饭前各做1次，便可达到止痛的目的。

（3）热水浸手　偏头痛发作时，可将双手浸没于一壶热水中（水温以手入水后能忍受的极限为宜），坚持浸泡 30 分钟左右便可使手部血管扩张、脑部血液相应减少，从而使偏头痛逐渐减轻。

（4）吃含镁食物 偏头痛患者应经常吃些含镁比较丰富的食物，如核桃、花生、大豆、海带、橘子、杏仁、杂粮及各种绿叶蔬菜，这对缓解偏头痛症状有一定作用。

（5）饮浓薄荷茶 取干薄荷叶 15g 放入茶杯内，用刚烧开的水冲泡 5 分钟后服用，早、晚各服 1 次，对治疗偏头痛有一定作用。

第八章　小脑异常

小脑位于大脑的后下方，镶嵌在颅后窝内，紧邻延髓和脑桥的背面。在结构上，小脑可细分为中间的蚓部及两侧显著膨大的小脑半球。其表面布满了大致平行的浅沟，这些沟壑将小脑分割成多个叶片状结构。小脑的外层是灰质，即小脑皮层，而内部则是白质，也称为髓质。在白质内部，分布着数对重要的核团，这些被称为中央核。小脑作为运动调节的关键中枢，拥有广泛的传入神经、传出神经联系。大脑皮质向肌肉发送的运动指令，以及肌肉和关节在执行运动过程中反馈的信息，都会传入小脑。小脑会对这些不同来源的神经冲动进行整合处理，并通过其传出纤维来调整和修正相关肌肉的运动，从而确保随意运动的协调性和准确性。此外，小脑在维持身体平衡方面同样扮演着至关重要的角色。它能够接收来自前庭器官（如耳石器官）的信息，并通过传出神经联系，调节身体不同部位肌肉的张力。这使得我们在重力作用下进行加速、减速或旋转等运动时，能够保持稳定的姿势平衡。

一、常见原因

（1）**先天性缺陷**　小脑在胚胎时期可能出现问题，导致其在生长和发育过程中无法正确形成。这可能与基因突变、染色体异常、妊娠期感染等因素有关。

（2）**外伤**　头部损伤、颅内出血等外伤都可能对小脑造成伤害。

（3）**中毒**　酒精、药物或其他有害物质的滥用或过度摄入也可能影响小脑的健康和功能。

（4）**感染和炎症**　病毒、细菌、真菌感染及其他形式的炎症都可能破坏小脑的结构，影响其功能。

（5）**代谢异常**　某些代谢紊乱（如苯丙酮尿症）可能导致小脑发育异常。

（6）**肿瘤**　小脑肿瘤可能压迫周围的组织，并影响小脑的正常功能。

（7）**神经系统疾病**　癫痫、脑炎、多发性硬化症等神经系统疾病也可能影响小脑的健康和功能。

二、反射区位置

小脑异常在脚部的治疗反射区为小脑反射区。小脑反射区在双脚第 4 趾趾背中端关节与近端关节中间趾骨面上下段，第 5 趾趾背中端关节面与近端关节面外侧。小脑异常均可采用足反射靶向疗法治疗，而都会有不同程度的改善或者痊愈。图 8-1、图 8-2 为右脚示意图，左脚与右脚的反射区位置相同。

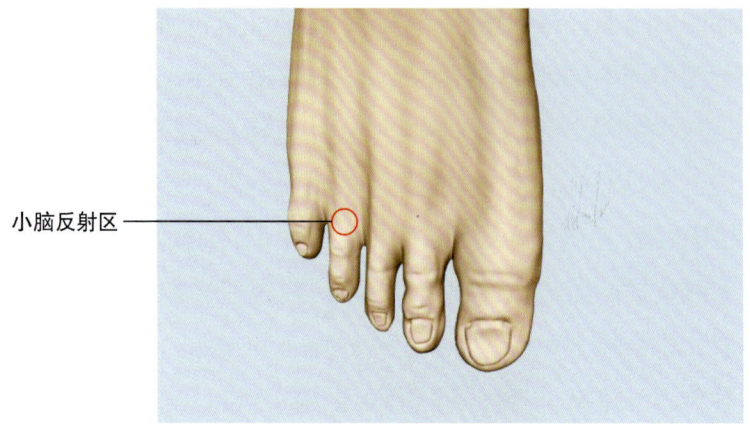

图 8-1 小脑反射区右脚示意图一

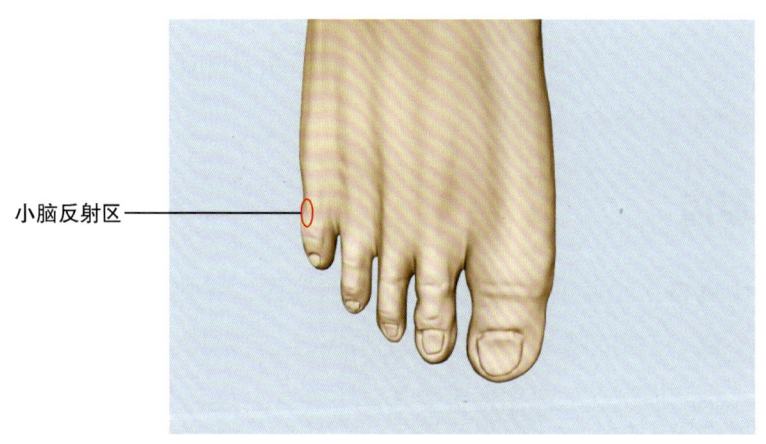

图 8-2 小脑反射区右脚示意图二

三、预防措施

（1）**保持健康的生活方式** ①充足睡眠：保证每日有足够的睡眠时间，避免熬夜，有助于维持脑部健康。②合理饮食：保持均衡的饮食，摄入足够的营养，特别是富含蛋白质和维生素的食物，如鸡蛋、牛奶、蔬菜和水果，有助于提高机体免疫力。③适度运动：进行适度的体育锻炼，如游泳、慢跑等，可以增强体质，促进血液循环，同时有助于放松身心，保持良好的心态。但需要注意避免剧烈运动，以免对身体造成损伤。

（2）避免有害物质接触　①戒烟限酒：吸烟和酗酒都可能对小脑造成损害，因此应尽早戒烟限酒。②避免药物滥用：长期使用某些药物，如抗癫痫药物等，可能会对小脑产生不良影响。因此，应遵循医嘱按时按量服用药物，不可自行盲目用药。

（3）预防感染和炎症　①注意个人卫生：保持个人卫生，勤洗手，避免与病原体接触，减少感染的机会。②及时治疗感染：一旦出现感染症状，应及时就医，避免感染扩散至颅内，对小脑造成损害。

（4）定期体检与筛查　①关注家族遗传史：如果家族中有小脑疾病患者，应定期进行相关筛查，以便及早发现潜在问题。②全面体检：定期进行全面体检，可以及时发现并处理可能对小脑造成损害的疾病或异常情况。

（5）心理健康与压力管理　①保持心理健康：积极面对生活中的压力和挑战，保持心理健康，有助于减少因精神压力导致的小脑异常风险。②学会放松：通过冥想、深呼吸、练瑜伽等方式学会放松身心，减轻精神压力。

第九章 贲门疼痛

解剖上的贲门位于管状食管向下延伸为囊状的胃壁处的食管胃交界，在希氏角或腹膜反折水平，相当于食管下括约肌下缘，向上与食管相接续。通常位于第 11 胸椎体左侧、第 7 肋软骨后方，距腹前壁约 10cm，与中切牙相距约 40cm。食管腹部在下行时急转向左，与贲门相延续。食管右缘与胃小弯相延续，左缘与胃大弯连续。在解剖上无特定的与贲门有关的括约肌。贲门疼痛即指该区域出现的疼痛或不适感。

贲门疼痛可能表现为烧灼痛、隐痛、胀痛等，疼痛程度轻重不一，部分患者可能伴有背部放射痛。贲门疼痛多在进食后出现，尤其是摄入辛辣、油腻、坚硬或粗糙食物后，疼痛可能加重。

一、常见原因

（1）**饮食不当**　长期摄入辣椒、辣条、雪糕等刺激性食物，或暴饮暴食，都可能增加胃酸分泌，加重贲门区域刺激，引发疼痛。

（2）**反流性食管炎**　由于长期饮酒、胃排空延迟等原因，胃内容物可能反流至食管，胃酸刺激食管黏膜和贲门区域，导致疼痛。

（3）**贲门炎**　食管炎、胃炎等疾病未得到规范治疗，炎症可能蔓延至贲门，引发贲门炎和疼痛。

（4）**贲门撕裂**　剧烈、频繁的呕吐可能导致腹压增高，贲门黏膜受到冲击而撕裂，表现为贲门疼痛、呕血、黑便等症状。

（5）**细菌感染**　不注意饮食卫生可能导致胃部细菌感染，引起贲门黏膜充血、水肿和疼痛。

贲门肿瘤的症状

（1）初期症状　①胸骨后胀闷或轻微疼痛，这种症状并非持续发生，而是间歇性或在劳累后及快速进食时加重；②吞咽食物时的异物感；③吞食停滞或顿挫感；

④胸部胀闷或紧缩感，且常伴咽喉部干燥感；⑤心窝部、剑突下或上腹部饱胀和轻痛，以进干食时较明显，呈间歇性。

（2）中期症状　介于早期症状和晚期症状之间，呈进行性发展。有中度恶病质、贫血、水肿、全身衰竭，肝、肺、脑等重要器官转移及腹腔、盆腔转移，引起腹水甚至血性腹水、肝功能衰竭、昏迷、消化道梗阻等。

（3）晚期症状　晚期患者可见贫血、低蛋白血症、消瘦甚至脱水。腹部出现包块、肝大、腹水、盆腔肿物（肛门指诊），均为不适合手术的征象。晚期病例除吞咽困难，还可出现上腹部和腰背部持续隐痛，表明肿瘤已累及胰腺等腹膜后组织，是手术的禁忌证。除食管癌的症状外，贲门癌的其他症状包括：①吞咽困难（包括喝水）；②上腹部有沉重感；③上腹部疼痛；④恶心、呕吐；⑤逐渐消瘦。

贲门肿瘤的临床表现

（1）出血　食管癌、贲门癌患者有时也会呕血或便血，肿瘤可浸润大血管而发生致命性大出血。

（2）疼痛　胸骨后或背部肩胛区持续性钝痛，表示贲门癌外侵，引起食管周围纵隔炎。贲门癌引起的疼痛也可以发生在上腹部，同时应注意肿瘤有穿孔的可能。

（3）梗阻　贲门癌患者还可有持续呕吐黏液，这是食管癌的浸润和炎症反射性地引起食管腺和唾液腺分泌增加所致，黏液积存于食管内可以导致反流，引起呛咳，甚至发生吸入性肺炎。这也是贲门癌的临床表现之一。

（4）吞咽困难　贲门癌临床表现中较典型的症状。出现此症状一般说明肿瘤已侵及食管周径2/3以上，常伴有食管周围组织浸润和淋巴结转移，总趋势是进行性加重，呈持续性。

（5）体重下降、消瘦　患者因进食困难，营养不良，身体消瘦，肿瘤广泛转移后会出现厌食症状。

（6）声音嘶哑　常是肿瘤直接侵犯或转移淋巴结压迫喉返神经所致。

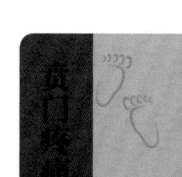

贲门肿瘤的并发症

贲门肿瘤的并发症多数是食管癌的并发症及压迫症状。如肿瘤侵及相邻器官，可发生食管气管瘘、纵隔脓肿、肺炎、肺脓肿及主动脉穿孔大出血等。其他并发症包括转移淋巴结压迫气管引起呼吸困难，压迫喉返神经引起声音嘶哑，压迫膈神经可引起膈肌矛盾运动。

二、反射区位置

贲门疼痛在脚部的治疗反射区为贲门反射区。贲门反射区在双脚底部拇趾近端关节隆起处的下方。可用按摩棒45°角点按贲门反射区给予治疗。图9-1为左脚示意图,右脚与左脚的反射区位置相同。

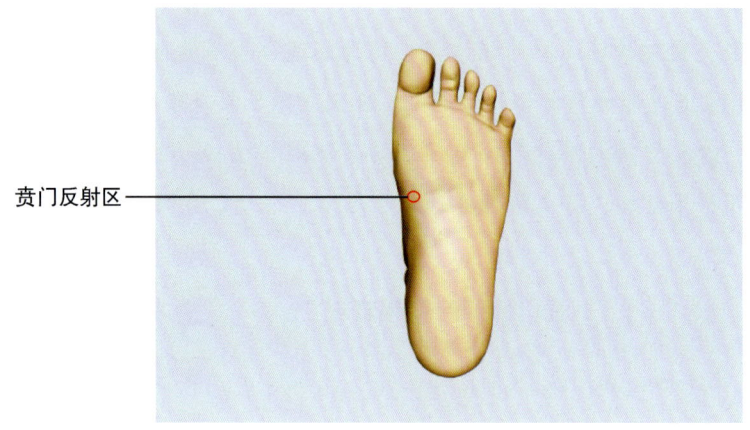

图9-1 贲门反射区左脚示意图

三、预防措施

（1）**饮食卫生合理** 注意饮食卫生,避免摄入不洁食物,减少细菌感染的风险。不吃霉变腌渍食物,因霉变花生、霉变干菜、腌肉、腊肉等食物常被黄曲霉、白地霉等真菌所污染,易产生亚硝胺、亚硝酸盐等致癌物质,食用后易发生贲门癌。保持良好、均衡的饮食习惯,避免暴饮暴食和摄入过多刺激性食物。不吃过烫、粗硬食物,因贲门癌的发生与饮食过热、过硬、过粗、过快有关。过烫的茶、粥可引起贲门黏膜上皮癌变。

（2）**禁烟限酒** 吸烟是诱发贲门癌的主要因素之一。长期吸烟可直接诱发贲门癌。有关资料表明,吸烟者贲门癌的发病率比不吸烟者高10倍。酒精对贲门黏膜刺激很大,容易引起贲门表面黏膜变性坏死。据统计,饮酒者的贲门癌发病率比不饮酒者高10倍。既吸烟又饮酒者的贲门癌发病率比不吸烟不饮酒者高30倍。

（3）**适量运动与定期体检** 避免进行过于剧烈的运动,以减少因呕吐等原因导致的贲门撕裂风险。定期进行胃镜检查等体检项目,及时发现并处理贲门区域的病变。同时,要避免胃酸反流导致贲门被灼伤。

第十章　低血糖

低血糖指成年人空腹血糖浓度＜2.8mmol/L。糖尿病患者血糖值≤3.9mmol/L即可诊断低血糖。低血糖症是一组多种病因引起的以静脉血浆葡萄糖（简称血糖）浓度（＜2.8mmol/L）过低，临床上以交感神经兴奋和脑细胞缺氧为主要特点的综合征。低血糖的症状通常表现为出汗、饥饿、心慌、颤抖、面色苍白等，严重者还可出现精神不集中、躁动、易怒甚至昏迷等。

一、常见原因

（1）**饮食因素**　①糖分摄入不足：长时间不进食、进食量过少或食物中主食（糖类的主要来源）过少，都可能导致血糖水平下降，从而引发低血糖。例如，过度节食或减肥、长时间空腹等都可能导致糖分摄入不足。②酗酒：连续大量饮酒，特别是在空腹时饮酒，容易因酒精抑制肝脏的糖原异生，导致血糖下降。同时，酒精容易刺激胰岛素分泌，进一步降低血糖。

（2）**运动因素**　短时间内运动量过大或剧烈运动，导致体内消耗过多的糖分，可出现低血糖现象。特别是糖尿病患者，在使用足量胰岛素后增加运动量，更容易导致低血糖。

（3）**药物因素**　①降糖药物：胰岛素、格列本脲、格列齐特等磺脲类降糖药，在过量使用或使用不当后，可能导致血糖水平急剧下降，引发低血糖。②其他药物：一些非降糖药物，如水杨酸、对乙酰氨基酚、三环类抗抑郁药、血管紧张素转化酶抑制剂等，也可能产生降糖效果，诱发低血糖。

（4）**疾病因素**　①肝脏疾病：肝脏是储存和释放糖原的主要器官。肝硬化、肝炎等疾病会导致糖代谢异常，使糖类消耗过多，从而引发低血糖。②胃肠疾病：如消化不良、腹泻等，影响食物的消化、吸收，导致血糖来源不足，也可能引发低血糖。③内分泌疾病：甲状腺功能亢进症、肾上腺皮质功能亢进等，会增加身体对能量的需求，导致血糖消耗过多，从而引发低血糖。而胰岛细胞瘤、垂体前叶功能减退、原发性肾上腺功能减退症等疾病，也会影响体内激素的分泌和调节，导致低血糖。④其他疾病：如心力衰竭、肾衰竭、恶性肿瘤等，这些疾病会消耗大量能量，导致血糖水平下降。

（5）**遗传因素**　部分人存在先天性遗传缺陷，如先天性酶缺乏、先天性内分泌异常等，这些遗传因素可能导致体内糖代谢异常，从而引发低血糖。

（6）**其他因素**　①不良情绪：部分女性在情绪激动、焦虑时，更容易引起头晕、乏力、出汗等不适症状，可能与低血糖有关。②手术：某些手术如胃大部切除术后，食物吸收和代谢途径的改变，也可能导致低血糖。

二、反射区位置

低血糖在脚部的治疗反射区为胰腰、胰尾反射区。胰腰、胰尾反射区在左脚近端关节下方，跖骨上 1/3 横向位置由内往外至第 4 跖骨处。低血糖症状出现后，立即采用足反射靶向疗法对胰腰、胰尾反射区用按摩棒或其他辅助按摩工具由内向外重手法快速进行按摩，至症状消失为止。图 10-1 为左脚示意图，该反射区仅存在于左脚。

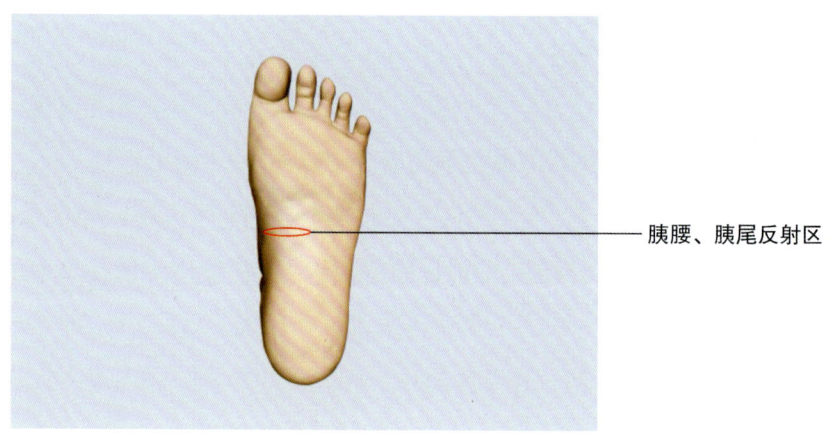

图 10-1　胰腰、胰尾反射区左脚示意图

三、预防措施

（1）**合理饮食**　①规律饮食：保持规律的饮食习惯，避免过长时间不进食。建议少量多餐，每日进食 3～5 次，以稳定血糖水平。②均衡营养：饮食中应包含复杂糖类、蛋白质和适量的脂肪，以确保身体获得全面的营养。③避免刺激性食物：减少咖啡、茶及含酒精性饮品的摄入量，因为这些饮品可能增加低血糖的发生概率或加重症状。

（2）药物管理 ①遵医嘱用药：严格按照医嘱使用降糖药物或胰岛素，避免自行调整剂量。如有任何药物相关问题，应及时咨询医生。②药物与饮食配合：在使用降糖药物或胰岛素后，应确保按时进餐，以避免因药物作用而导致的低血糖。

（3）血糖监测 ①定期测量：定期测量血糖水平，尤其是糖尿病患者，应遵循医嘱进行血糖监测，并根据血糖值调整饮食和药物剂量。②识别症状：熟悉低血糖的早期症状，如头晕、出汗、心慌、饥饿感等。一旦出现这些症状，应立即摄入含糖食物，如糖果、果汁等。

（4）适度运动 ①科学制订运动计划：进行适度的体育锻炼，但需要注意运动强度和时长，以免因运动过量导致低血糖。运动前、后可适当增加糖类的摄入。②避免空腹运动：不要空腹运动，最好在饭后1～2小时后再开始运动。

（5）随身携带糖类 外出时随身携带一些快速补充糖分的食物或饮品，如糖果、果汁等，以备不时之需。

（6）生活方式调整 ①避免过度劳累：保持充足的睡眠和休息，避免过度劳累和精神紧张。②戒烟限酒：吸烟和饮酒都可能对血糖水平产生不良影响，应尽量避免。

第十一章　心绞痛

心绞痛是冠状动脉供血不足，心肌急剧的暂时缺血与缺氧所引起的以发作性胸痛或胸部不适为主要表现的临床综合征。心绞痛是心脏缺血反射到身体表面所感觉的疼痛，特点为前胸阵发性、压榨性疼痛，可伴有其他症状，疼痛主要位于胸骨后部，可放射至心前区与左上肢，劳动或情绪激动时常发生，每次发作持续3～5分钟，可数日一次，也可一日数次，休息或用硝酸酯类制剂后消失。心绞痛多见于男性，多数在40岁以上，劳累、情绪激动、饱食、受寒、阴雨天气、急性循环衰竭等为常见诱因。临床上多表现为闷痛、压榨性疼痛或胸骨后、咽喉部紧缩感，有些患者仅有胸闷，可分为典型心绞痛和不典型心绞痛。①典型心绞痛症状：突然发生的位于胸骨体上段或中段之后的压榨性、闷胀性或窒息性疼痛，亦可能波及大部分心前区，可放射至左肩、左上肢前内侧，达无名指和小指，偶可伴有濒死感，往往迫使患者立即停止活动，重者还出汗。疼痛历时1～5分钟，很少超过15分钟；休息或含服硝酸甘油，疼痛在1～2分钟内（很少超过5分钟）消失。常在劳累、情绪激动（发怒、焦急、过度兴奋）、受寒、饱食、吸烟时发生，贫血、心动过速或休克亦可诱发。②不典型心绞痛症状：疼痛可位于胸骨下段、左心前区或上腹部，放射至颈、下颌、左肩胛部或右前胸，疼痛可很快消失或仅有左前胸不适、发闷感，常见于老年患者或者糖尿病患者。

一、常见原因

（1）**冠状动脉疾病**　①冠状动脉粥样硬化：这是心绞痛的主要原因。由于脂质代谢不正常，血液中的脂质沉着在冠状动脉内膜上，形成动脉粥样硬化斑块，导致冠状动脉腔狭窄，血流受阻，心肌缺血、缺氧，从而引发心绞痛。②冠状动脉狭窄：冠状动脉的狭窄或阻塞会限制血流量的增加，使心肌的供血量减少。在心脏负荷增加时，例如，体力劳动或情绪激动时，心肌耗氧量增加，但冠状动脉供血不足，导致心绞痛。

（2）**心脏负荷过重**　①压力负荷过重：如高血压、主动脉瓣狭窄等，这些疾病会增加心脏的压力负荷，导致心肌耗氧量增加，引发心绞痛。②容量负荷过重：如心脏瓣膜疾病、贫血等，这些疾病会增加心脏的容量负荷，同样会导致心肌耗氧量增加，诱发心绞痛。

（3）**血管痉挛**　血管痉挛是指冠状动脉突然发生痉挛，导致血管狭窄，血流量减少，心肌缺血。血管痉挛可能与气候变化、情绪波动、吸烟等因素有关。

（4）**血液黏稠度过高**　血液黏稠度过高会导致血流缓慢，影响冠状动脉供血，引发心绞痛。这种情况常见于高脂血症、糖尿病等疾病。

（5）**不良生活习惯**　①吸烟：吸烟会导致血管内皮细胞损伤，加速动脉粥样硬化进程，增加患心绞痛的风险。②高脂肪饮食：长期摄入高脂肪食物会导致脂质代谢异常，增加患冠状动脉粥样硬化的风险。③缺乏运动：缺乏运动会导致身体肥胖、血脂升高，增加患心绞痛的风险。

（6）**遗传因素**　遗传因素在心绞痛的发病中起到一定作用。有家族史的人更容易发生心绞痛。

（7）**其他因素**　①药物影响：某些药物，如避孕药、激素类药物等，可能影响心脏功能，导致心绞痛。②全身性疾病：如严重的贫血，会导致心脏供血、供氧不足而出现心绞痛。

二、反射区位置

心绞痛在脚部的治疗反射区为心绞痛反射区（急救区）——对心绞痛患者非常重要。心绞痛反射区在左脚背第3跖骨与第4跖骨中间，靠近第3近端关节处骨缝里。心绞痛是威胁人类生命的急性发作病，一定要在第一时间进行急救。一旦发现症状，应迅速采用足反射靶向疗法对心绞痛反射区用按摩棒45°角重手法点按至患者恢复正常。图11-1为左脚示意图，该反射区仅存在于左脚。

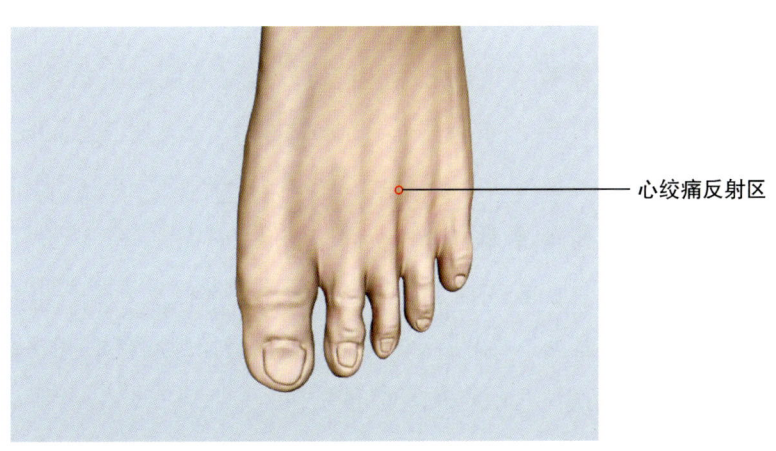

图11-1　心绞痛反射区左脚示意图

三、预防措施

（1）戒烟限酒　吸烟是心绞痛的重要危险因素。烟草中的尼古丁可引起冠状动脉收缩和痉挛，导致心肌缺血。因此，应坚决戒烟，并远离二手烟。饮酒应适量，建议每日摄入酒精不超过30ml，并选择酒精度数低、不含糖分的饮品。长期大量饮酒会导致酒精性心肌病，进而诱发心绞痛。

（2）合理饮食　保持营养均衡，减少高脂肪食物的摄入量，如肥肉、油炸食品等。高脂肪饮食会增加血液黏稠度，增加血脂，是高脂血症心绞痛的原因。多吃蔬菜、水果等富含维生素和膳食纤维的食物，有助于维持正常体重，减轻心脏负荷。控制盐的摄入量，氯化钠是盐的主要成分，长期食用氯化钠会使血压升高，血管内皮受损。心绞痛患者每日的盐摄入量应控制在6g以下。避免暴饮暴食，晚餐不宜吃得过饱，以免诱发心肌梗死。

（3）规律运动　规律运动可以提高心血管系统的适应能力，增强心肺功能，改善血液循环。建议每周至少进行150分钟中等强度的有氧运动，如快走、游泳、打太极拳等。但是，运动时应避免过度劳累，以免诱发心绞痛。

（4）控制体重　保持健康的体重对预防心绞痛至关重要。肥胖会增加心脏负荷，加速动脉粥样硬化进程。

（5）保持心理健康　心理应激可能导致交感神经系统过度兴奋，使心率加快、血压升高，增加心绞痛的发生风险。平时要多与家人、朋友沟通交流，适当转移注意力，放松心情。避免过度紧张和焦虑。

（6）控制原发病　高血压、糖尿病、高脂血症等疾病是心绞痛的重要危险因素。患者应积极控制这些原发病，定期进行筛查和监测。遵医嘱按时服药，有效控制血压、血糖、血脂等指标。

（7）定期体检　定期进行体检可以及时发现心脏病变和其他潜在的健康问题。对于高危人群，如具有冠心病家族史，应更加注意定期体检和心脏健康监测。

（8）随身携带急救药物　心绞痛患者应随身携带硝酸甘油、速效救心丸等急救药物。一旦心绞痛发作，应立即舌下含服这些药物以缓解症状。

（9）及时就医　如果心绞痛发作频繁或持续时间较长（超过15分钟），应立即就医，以避免心肌梗死等严重后果。

第十二章　眼皮跳

胞轮振跳，中医病名。上胞或下睑不能自控地搐惕瞤动的一种疾病，俗称为眼皮跳或眼眉跳，多见于成年人。若偶尔发生，无须治疗，可以自愈；若跳动过频或久跳不止，则须调治。本病与西医学之眼睑痉挛相似。本病多表现为上胞或下睑跳动，时疏时频，不能自控。一般过度疲劳、久视、睡眠不足时，则跳动更加频繁，休息之后症状可以减轻或消失。当胞睑跳动时，连同半侧面部肌肉及眉毛、口角皆困动者，日久不愈，恐有喁偏之变。

一、常见原因

本病多因气血亏损或久病失调，劳瞻过度，损伤心脾，心脾两虚，筋肉失养而动。因肝脾血虚，日久生风，虚风内动，牵拽胞睑而振跳。本病发病于胞睑，与心、肝、脾关系密切。

从西医角度上来讲，眼皮跳的病因主要包括非疾病因素和疾病因素，但以非疾病因素为主。

（1）**非疾病因素**　①眼睛疲劳：长时间不科学用眼，如盯着电脑屏幕、阅读图书、频繁使用电子设备、长时间开车等，都会使眼睛产生疲劳感，导致眼皮跳。这是因为眼睛上皮的肌肉由于过于疲劳酸胀而引发正常生理反应。②精神压力：情绪抑郁、压力、焦虑等心理因素会对眼部造成压力，从而引发眼皮跳。这可能是由于这些因素导致交感神经兴奋，引起支配眼睑肌肉的神经兴奋性增高。③缺乏睡眠：睡眠不足会导致身体和眼部疲劳，进而引发眼皮跳。保持良好的作息习惯，增加睡眠时间，有助于改善这一状况。④外界刺激：眼睛受到外界强光照射，或使用眼药水对眼睛表面造成刺激，可能使眼睑肌肉保护性收缩，而出现眼皮跳的症状。⑤药物副作用：某些药物，如兴奋剂和抗精神病药物，可能会导致眼皮跳。摄入过多的咖啡因，如喝咖啡、茶或能量饮料，也可能会使神经兴奋，从而引起眼皮跳。⑥营养元素缺乏：如果跳动是持续间断性的、偶尔发生，且跳动时间不是很长，可能是身体缺乏某些营养元素所致。

（2）疾病因素 ①眼部炎症：如结膜炎、角膜炎、睑缘炎等，这些炎症会刺激眼部周围神经，导致眼皮跳。患者应在医生指导下使用相应药物进行治疗。②干眼：患者泪液分泌不足或蒸发过快，导致眼睛干涩不适，可能引发眼皮跳。③肌肉痉挛：支配眼轮匝肌、表情肌等面肌的神经受病毒感染，或面肌本身受到寒冷刺激，可能出现面肌痉挛，引起眼睑部位的肌肉快速收缩而发生眼皮跳。④神经性疾病：眼轮匝肌的异常痉挛、异常的兴奋可能导致眼皮跳，这是支配眼轮匝肌的动眼神经或者面部的神经有异常，常见于神经外科或者口腔外科的疾病。⑤颅内疾病：脑梗死、脑出血、肿瘤等疾病可能影响支配面肌的神经，导致面肌痉挛，进而引发眼皮跳。这类情况通常伴有面瘫、流涎等症状，需要及时就医治疗。

二、反射区位置

眼皮跳（胞轮振跳）在脚部的治疗反射区为眼皮跳反射区、上眼皮反射区和下眼皮反射区。上眼皮反射区与下眼皮反射区的位置在左、右脚的底面第2、第3趾骨。上眼皮反射区在远端趾骨上沿处；下眼皮反射区在中端趾骨下方，也就是脚趾根部。眼皮跳反射区在脚底面拇趾远端关节和近端关节中间外侧面。治疗中若症状在上眼皮则横向按压上眼皮反射区和眼皮跳反射区；若症状在下眼皮则横向按压下眼皮反射区和眼皮跳反射区，图12-1～图12-3为右脚示意图，左脚与右脚的反射区位置相同。

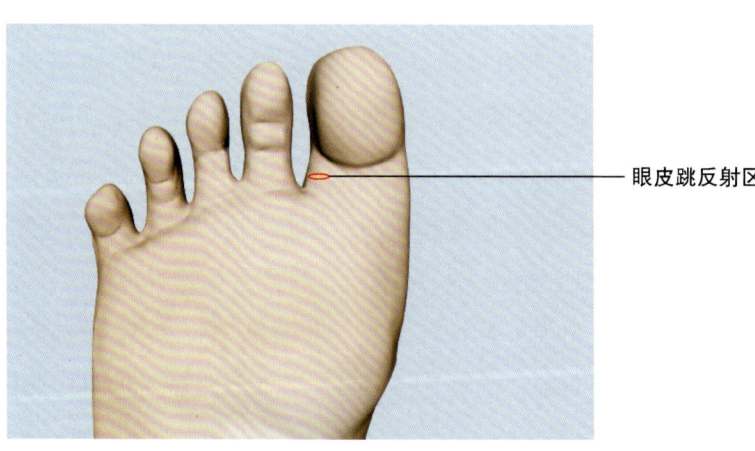

图 12-1 眼皮跳反射区右脚示意图

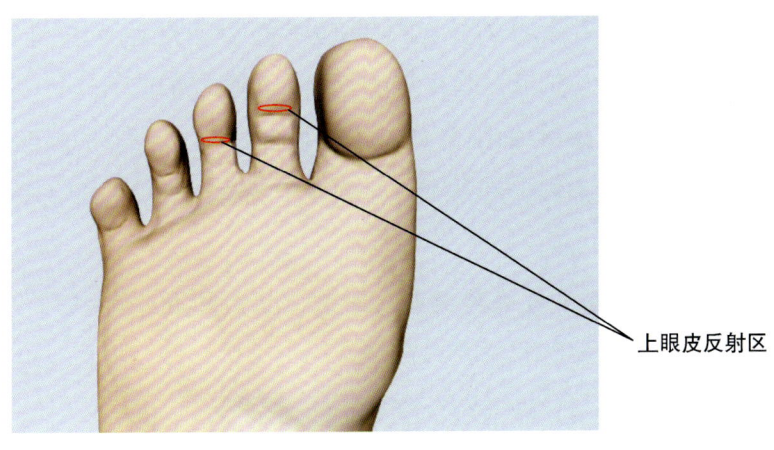

图 12-2　上眼皮反射区右脚示意图

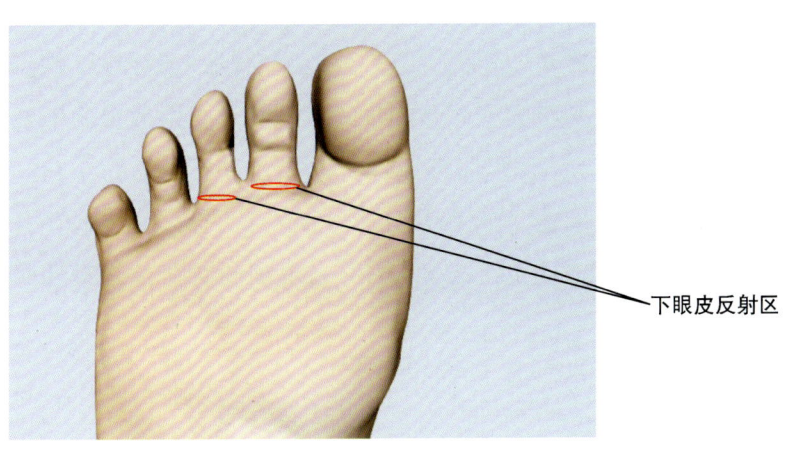

图 12-3　下眼皮反射区右脚示意图

三、预防措施

（1）**充足休息**　眼皮跳往往与眼部疲劳密切相关。长时间盯着电脑、手机或其他电子屏幕，缺乏足够的休息，容易导致眼睛干涩、疲劳，进而引发眼皮跳。保证充足的睡眠时间，建议成年人每日睡眠时间超过 7 小时。在工作或学习间隙，每小时至少让眼睛休息 5～10 分钟，眺望远处或闭眼放松。

（2）**热敷或冷敷眼部**　根据个人体质和眼皮跳的原因，热敷或冷敷眼部都可以起到缓解作用。热敷可以促进眼部血液循环，缓解眼部肌肉的紧张状态。可以尝试用温热的毛巾或热水袋轻轻敷在眼睛上。冷敷则可以减轻眼部炎症，缓解因过敏或感染引起的眼皮跳。可以使用冷毛巾或冰袋进行冷敷。

（3）**调整饮食**　营养不良或缺乏某些营养素也可能导致眼皮跳。例如，镁、钾等矿物质的缺乏会影响神经肌肉的兴奋性，从而引发眼皮跳。保持均衡的饮食，多吃富含这些营养素的食物，如坚果、绿叶蔬菜、香蕉等。避免过多摄入辛辣食物，如烧烤、火锅、炸鸡等，以及含咖啡因的碳酸饮料。

（4）**减少咖啡因和酒精摄入** 咖啡因和酒精都是刺激性物质，过量摄入可能导致神经兴奋，增加眼皮跳的发生风险。减少咖啡、茶、可乐以及酒精类饮品的摄入，有助于保持神经系统的稳定。

（5）**眼部按摩与眼保健操** 眼部按摩和眼保健操可以促进眼部血液循环，缓解眼部肌肉的紧张状态。可以尝试用指腹轻轻按摩眼周穴位，或按照眼保健操的步骤进行练习，每日几分钟即可。

（6）**避免强光直射** 避免阳光或其他强光直射眼睛，以保护眼部免受刺激。在户外活动时，可以佩戴太阳镜以减少强光对眼睛的影响。

（7）**加强锻炼** 积极进行户外有氧活动，如散步、跑步、游泳等，以增强机体抵抗力，减少感染病菌的风险。锻炼还可以放松心情，纾解郁闷情绪，预防精神压力过大导致的眼皮跳。

（8）**定期体检** 尤其是60岁以上的老年人，应重视每年的健康检查，及时掌握机体的病变情况。通过体检可以及时发现并治疗可能导致眼皮跳的潜在疾病。

第十三章 颈椎两侧筋痛

颈椎两侧筋痛，通常被称为落枕，是一种常见的颈部不适症状。落枕实际上是一种急性的颈椎肌肉筋膜炎，也可能涉及颈椎的小关节错位、半脱位等。它主要表现为颈部肌肉的疼痛、僵硬和活动受限，尤其是颈椎两侧的筋痛尤为明显。颈椎两侧的筋痛是落枕的主要症状，疼痛可能向肩部或上背部放射。颈部活动受限，尤其是向疼痛侧转动时更为明显。颈部肌肉紧张、痉挛，触摸时可能感到肌肉条索状或硬结。颈部酸痛主要源于颈后两侧的筋、肌肉和韧带的紧张与损伤。姿势不正确和长时间保持同一姿势，导致肌肉韧带力道不足，需要频繁变换姿势以缓解压力。当这些结构压迫到神经时，会引发不适感。长期姿势不良还可能导致骨刺的形成，而肌肉组织也承受不住长时间的压迫和磨损。颈部力学性疼痛主要由两种原因造成：一是突然的外力导致颈部韧带及软组织严重过度拉扯，如车祸或激烈运动；二是长时间姿势不良造成的软组织过度拉扯。大部分患者因颈部活动不足、频繁低头、长时间看书或办公，使颈部承受过大重量而引发疼痛。

一、常见原因

（1）**不良睡姿** 夜间睡眠姿势不良，导致头颈部处于过屈或过伸的状态，容易引起颈部肌肉损伤。

（2）**枕头不当** 枕头过高、过低、过软或过硬，都可能影响颈部的正常生理曲度，进而引发落枕。

（3）**颈部受凉** 睡觉时颈部受凉，可能导致颈部肌肉收缩、痉挛，增加落枕的发生风险。

（4）**肌肉劳损** 长时间低头看手机、伏案工作等，会使颈部肌肉长期处于紧张状态，容易引发肌肉劳损和落枕。

颈部常见症状

（1）颈部疼痛　颈部疼痛在年轻人及中老年人中均十分常见，其症状可分为局部性和传导性。局部性疼痛仅局限于颈部，可能由韧带扭伤、肌肉拉伤或关节磨损退化所致。传导性疼痛则伴随手麻、手酸痛等症状，这通常是由于颈椎神经根受压或颈部至手臂的筋膜发炎、粘连、紧缩所引起。

（2）颈部扭伤　颈部扭伤，俗称为落枕，主要由风寒侵袭、睡眠时颈部位置不当或头部猛然扭转等原因导致。患者醒来后常感到颈部牵痛不适，头部偏向痛侧，活动受限。落枕是一种软组织损伤，颈部作为易扭伤部位，与关节和腰部相似。

（3）颈部僵硬　颈部僵硬表现为颈部肌肉紧张、发胀、发硬及痉挛等现象，导致颈部运动不灵活。这常见于疲劳和颈椎病患者。颈部僵硬由持续性肌肉过度收缩引起，不仅减少颈部肌肉血液供应，而且导致代谢物如乳酸积聚，引发肌肉缺血性疼痛。后脑及头顶疼痛可能与头部或颈椎病变导致的张力头痛有关。

（4）不能转颈　不能转颈是闭锁综合征的临床表现之一。闭锁综合征又称为闭锁症候群，主要由脑桥基底部病变引起，多见于基底动脉脑桥分支双侧闭塞导致的脑桥基底部双侧梗死。患者因此出现严重的运动障碍。

二、反射区位置

颈椎两侧筋痛（落枕）在脚部的治疗反射区为颈后两筋反射区。颈后两筋反射区在双脚第5趾骨中端关节下方骨中线上，在治疗颈部两侧疾病时用按摩棒刺激颈后两筋反射区，由中端关节往趾根方向按压，找到疼痛位置就是颈后两筋反射区。根据以上症状采用足反射靶向疗法，治疗颈部疾病有手到病除的效果（短时间内产生的症状）。图13-1为右脚示意图，左脚与右脚的反射区位置相同。

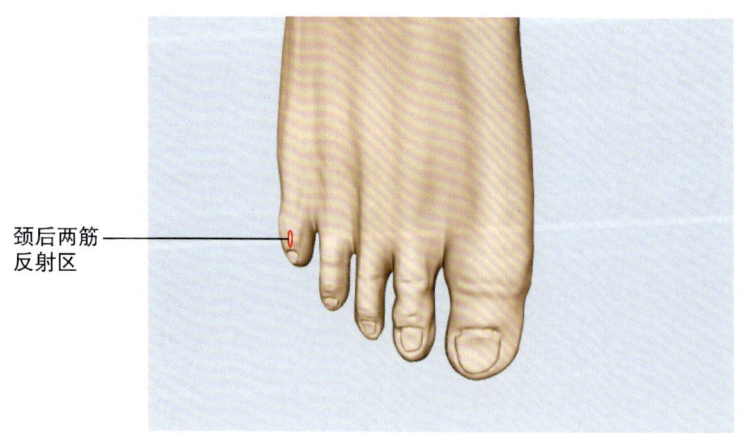

图13-1　颈后两筋反射区右脚示意图

三、预防措施

颈部康复除用足反射靶向疗法治疗外，以下6个步骤还能起到保养作用。

（1）**左顾右盼**　保持头部水平角度，随后缓慢地左、右转动至下颌接近肩部，视线朝向后方或后上方看。

（2）**仰首观天**　双手叉腰，头向上仰，双眼望天。

（3）**转身回首**　右脚向前，弓步站立，身体向左旋转，右手撑向上托天，左手撑向下用力伸展，并回头望向左手。

（4）**环绕颈项**　头颈放松，自然呼吸，先缩下颌，再做大幅度的顺时针及逆时针的圆形绕圈转动。

（5）**大象点头**　立正，两脚分开，手叉腰，头颈尽量右转，双目向右后方看，缓慢呼吸后还原，将下颌尽量碰到胸骨，低头看地。

（6）**犀牛望月**　头颈尽量向右后上方转，上身也随同略往右转，双目转视右后上方仰望天空，之后还原回预备姿势，左侧动作相同。

以上每个动作需停留5~10秒，左、右两侧需要各做5~10次。不过，有颈项酸痛的患者，应避免头部侧弯的动作，以免侧弯时造成一侧椎间孔受压产生副作用。此外，还应做好：①保持正确睡姿。避免头颈部处于过屈或过伸的状态，选择适合自己的枕头。②避免长时间低头。长时间低头看手机、伏案工作时，要定时抬头活动颈部，放松肌肉。③颈部保暖。睡觉时注意颈部保暖，避免受凉。④加强锻炼。适当进行颈部锻炼，如做颈部操、练瑜伽等，以助于增强颈部肌肉的力量和柔韧性。

第十四章　心慌、心动过速

心慌，也称为心悸，是一种主观感受，表现为心脏跳动不适或感觉心跳异常快速、强烈或不规则。这种感觉可能伴随着胸部不适、气短、头晕、乏力等症状。心动过速，指每分钟心率超过 100 次。心动过速分生理性、病理性两种。跑步、饮酒、重体力劳动及情绪激动时心率加快为生理性心动过速；高热、贫血、甲状腺功能亢进症、出血、疼痛、缺氧、心力衰竭和心肌病等引起的心动过速，称病理性心动过速。如果心动过速以至于不能维持有效的血液循环，可以出现心悸、胸痛、眩晕、昏迷或半昏迷等症状。发生心动过速时，心律可能规则或不规则，紧急时采用咳嗽、深呼吸、刺激咽部、压迫眼球等方法可缓解某些心动过速。

一、常见原因

心慌可以由多种原因引起，包括但不限于以下几点。

（1）**生理因素**　如剧烈运动、情绪激动、紧张、焦虑、饮用含咖啡因或酒精等刺激性饮料后，都可能出现心慌的感觉。

（2）**病理因素**　包括心律失常（如心房颤动、心房扑动、室上性心动过速等）、心脏病（如冠心病、心肌炎、心包炎等）、贫血、甲状腺功能亢进症、低血糖、电解质紊乱等。

（3）**药物因素**　某些药物，如某些抗生素、抗心律失常药、抗抑郁药等，也有可能引起心慌。

（4）**生活方式**　长期熬夜、过度劳累、饮食不规律等不良生活习惯也可能导致心慌的出现。

心动过速的常见病因多种多样，主要包括以下几类。

（1）**生理性因素**　①剧烈运动：身体在运动时需要更多的氧气和营养物质，心脏为了满足这种需求会增加心率，从而导致心动过速。②情绪变化：如紧张、焦虑、激动等情绪状态也可能引发心动过速。③饮食与生活习惯：饮酒、喝浓茶或咖啡、吸烟等不良习惯也可能导致心动过速。

（2）心脏疾病 ①心肌病：包括心肌炎、心力衰竭等，这些疾病会影响心脏的正常结构和功能，导致心脏无法有效泵血，从而通过加快心率来代偿。②冠心病：冠状动脉供血不足可能导致心肌缺血，进而引发心动过速。③先天性心脏病：如预激综合征等，也可能导致心动过速的发生。

（3）非心脏疾病 ①甲状腺功能亢进症：患者体内甲状腺激素过多，会提高心肌细胞的兴奋性，导致心动过速。②贫血：贫血时血液携氧能力下降，为满足身体对氧气的需求，心脏会加快跳动。③发热与感染：发热和感染可能导致身体代谢加快，从而引发心动过速。④电解质紊乱：如低钾血症等，会影响心脏的电生理活动，导致心动过速。

（4）药物因素 某些药物如阿托品、肾上腺素、麻黄碱等，具有兴奋心脏的作用，使用后可能导致心动过速。

（5）其他因素 ①自主神经功能紊乱：如交感神经兴奋过度，可能导致心动过速。②肺栓塞：患者肺部血液循环受阻，可能导致心脏负担加重，进而引发心动过速。

二、反射区位置

心慌、心动过速在脚部的治疗反射区为心动过速反射区。心动过速反射区在左脚的示趾中端关节下沿处。在心慌、心动过速急性发作时，应立即采用足反射靶向疗法治疗，由内向外横向按压，可缓解症状，力度因人而异。一般按压次数为30～60次，此处有疼痛感，按到不痛为止。图14-1为左脚示意图，该反射区仅存在于左脚。

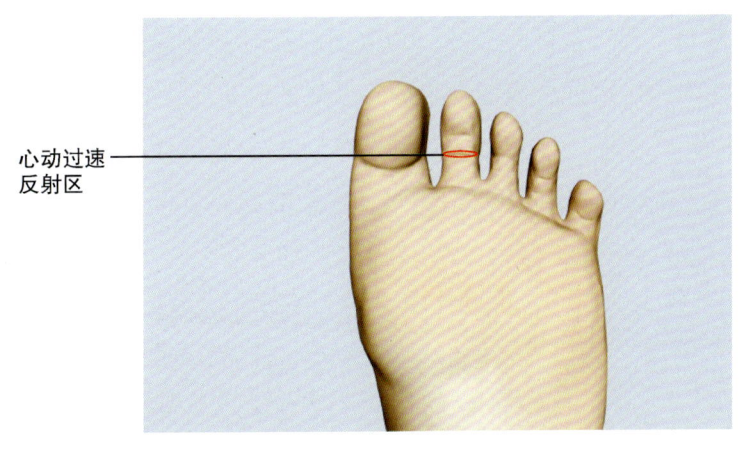

图 14-1　心动过速反射区左脚示意图

三、预防措施

（1）**规律作息** 保证充足的睡眠，避免熬夜，有助于稳定情绪和保护心脏功能。保持规律的作息习惯，早睡早起，有助于维持心脏的正常节律。

（2）**合理饮食** 均衡饮食，避免过度摄入咖啡因、酒精等刺激性物质。多吃新鲜蔬菜、水果、全谷类食物等富含营养的食物，补充足够的钾、镁等电解质，有助于心脏健康。同时，要注意饮食卫生，避免暴饮暴食或过度节食。

（3）**有氧运动** 进行适量的有氧运动，如散步、慢跑、练瑜伽、游泳或骑自行车等，可以增强心肺功能，降低心动过速的发生风险。但是，要避免过度剧烈的运动，以免适得其反。

（4）**运动频率与时间** 根据自身情况合理安排运动频率和时间，保持适度的运动强度。长期坚持运动可以改善心脏功能，提高身体的整体健康水平。

（5）**放松心情** 学会通过深呼吸、冥想、听音乐等方式放松自己，减轻压力。避免长期处于紧张和焦虑的状态，有助于减少心动过速的发作。

（6）**避免过度刺激** 不要做过于刺激自己的事情，如观看恐怖电影、玩过山车等极限运动等。这些活动可能引发情绪激动和心动过速。

（7）**定期体检** 定期进行全面的身体检查，包括心电图、心脏超声等，以及时发现和治疗潜在的心脏疾病或其他相关疾病。这有助于预防心动过速和心慌的发生。

（8）**治疗原发病** 对于甲状腺功能亢进症、贫血、心脏疾病等可能导致心动过速的原发病，应及时诊治，去除诱因。这些疾病的治疗有助于减少心动过速的发作频率和严重程度。

（9）**戒烟限酒** 烟草中的尼古丁，以及酒精都可能刺激心脏，增加心动过速和心慌的发生风险。因此，应戒烟限酒，以降低这些症状的发生风险。

（10）**保持室内通风** 注意室内通风，每日至少通风2次，每次不少于15分钟，让室内空气流通，有助于舒缓情绪和呼吸节奏。

第十五章 肋骨痛

肋骨痛通常表现为肋骨区域或周围的疼痛，可能伴有刺痛、灼热感、麻木感或压痛等症状。疼痛可能局限于单个肋骨或多个肋骨，也可能向背部、腹部或肩部放射。一般认为，肋骨痛与日常生活有关，如超过能力所及的运动、呼吸不当、脱水或饭后立即运动等。右侧肋骨痛综合征多见于青年女性，好发于2～4胸肋关节。

一、常见原因

（1）**肋骨骨折** 由外力撞击、跌倒、车祸或运动中的碰撞等导致肋骨断裂，引发剧烈疼痛。

（2）**肌肉拉伤或痉挛** 过度运动、不当姿势或劳累可能导致与肋骨相连的肌肉拉伤或痉挛，从而引起疼痛。

（3）**肋软骨炎** 一种非特异性的炎症，主要表现为肋软骨区域的疼痛，可因深呼吸、咳嗽或上肢活动而加剧。

（4）**肋间神经痛** 由于胸椎退行性变化、感染、肿瘤等因素压迫或刺激肋间神经，引发沿肋骨边缘的放射性疼痛。

（5）**胸膜炎** 胸膜发炎时，患者会感到胸痛，可能伴有呼吸困难和咳嗽，疼痛通常位于胸部中央，可能向肩部或颈部放射。

（6）**胸部疾病** 如肺炎、心脏问题、胃食管反流病等也可能引起肋骨疼痛。

（7）**其他因素** 胆囊炎、胆石症、胃溃疡、胃肠道问题或食物中毒等也可能导致肋骨区域的疼痛。

二、反射区位置

肋骨痛在脚部的治疗反射区为肋骨反射区。肋骨反射区在脚背第4跖骨根部（脚背部1/3处面上或两侧位），找到痛点即是。当两肋疼痛时，应采用足反射靶向疗法进行治疗，用按摩棒以点按为主，次数不低于30次。图15-1为右脚示意图，左脚与右脚的反射区位置相同。

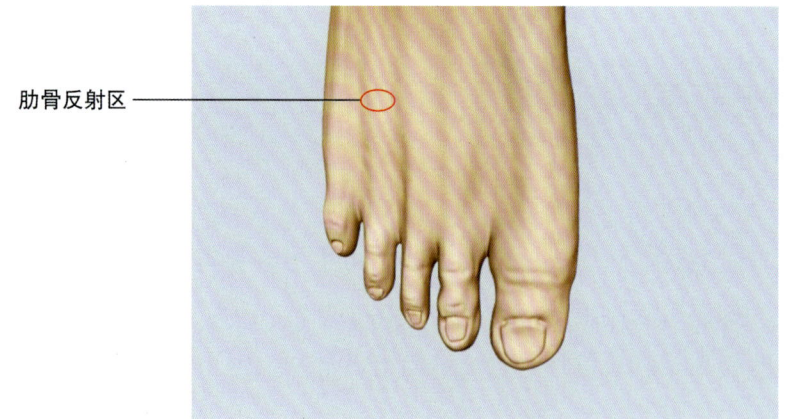

图 15-1　肋骨反射区右脚示意图

三、预防措施

（1）**避免过度运动**　运动要适度，避免过度劳累和扭伤。

（2）**保持良好姿势**　避免长时间保持不良姿势，以减少对肋骨和周围肌肉的压力。

（3）**定期体检**　定期进行全面的身体检查，及时发现和治疗潜在疾病。

（4）**健康饮食**　保持均衡的饮食，多摄入富含营养的食物，提高机体免疫力。

第十六章　两胁痛

两胁痛是指腋窝下肋骨部位出现的疼痛症状。两胁痛通常表现为局部酸胀、疼痛或刺痛，可能伴有红肿、麻木或压痛等症状。胁痛是中医病症名，主要指侧胸部（腋以下至第12肋骨部位）的疼痛，是肝胆疾病中常见症状。《医宗金鉴·卷八十九》中明确指出："其两侧自腋而下，至肋骨之尽处，统名曰胁。"胁痛在《素问·热论》中记载："三日少阳受之，少阳主胆，其脉循胁络于耳，故胸胁痛而耳聋。"《素问·刺热》中记载："肝热病者，小便先黄，腹痛多卧身热，热争则狂言及惊，胁满痛，手足躁，不得安卧。"《灵枢经·五邪》中记载："邪在肝，则两胁中痛……"认为主要由肝胆病变引起，后世医家在此基础上对其病因有了更深入的认识。《景岳全书·胁痛》将胁痛病因分为外感与内伤两大类，并提出以内伤为多见。《临证指南医案·胁痛》对胁痛之属久病入络者，善用辛香通络、甘缓补虚、辛泄祛瘀等法，立方遣药，颇为实用，对后世医家影响较大。《类证治裁·胁痛》在叶天士的基础上将胁痛分为肝郁、肝瘀、痰饮、食积、肝虚诸类，对胁痛的分类与辨证论治作出了一定贡献。

胁痛可与西医多种疾病相关，如肝炎、肝硬化、胆囊炎、胆石症、胰腺炎、肋间神经痛等。其症状包括胀痛、窜痛、刺痛、隐痛等，多为拒按，有时伴有恶心、口苦等肝胆疾病症状。在鉴别诊断方面，胁痛需要与胸痛和胃痛区分。胸痛部位在胸部，而胁痛在胁肋部；胃痛部位在上腹中部胃脘处，伴有胃失和降的症状，如恶心、嗳气等，而胁痛则在上腹两侧胁肋部，常伴肝胆疾病症状。通过B超、纤维胃镜等实验室检查，可进一步明确诊断。

一、常见原因

（1）**不良生活习惯**　长期保持不良坐姿、站姿或过度劳累，可能对两胁部位造成压迫，引发疼痛。

（2）**外伤**　两胁部位受到外力撞击或挤压，可能导致软组织损伤、肋骨骨折或肋软骨炎，从而引发疼痛。

（3）肋软骨炎　肋软骨受到细菌或病毒感染，或胸肋关节韧带慢性劳损，可能引发肋软骨炎，导致两肋疼痛。

（4）肋间神经痛　胸椎退行性变化、带状疱疹病毒感染或肋骨骨折等因素，可能压迫或刺激肋间神经，引发疼痛。

（5）肝胆疾病　如肝炎、胆囊炎等，可能导致上腹部或右上腹部疼痛，并放射至两肋部位。

二、反射区位置

两肋痛在脚部的治疗反射区为胁肋反射区。胁肋反射区在双脚背部第5跖骨往脚踝方向末端处。两肋痛时，用按摩棒点按的方法进行治疗，达到康复为止，可1日多次治疗，也可1日1次多日治疗。图16-1为右脚示意图，左脚与右脚的反射区位置相同。

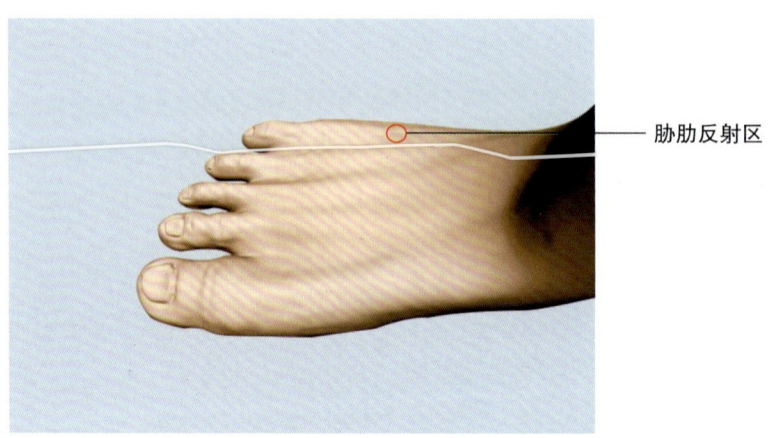

图 16-1　胁肋反射区右脚示意图

三、预防措施

（1）保持正确姿势　避免长期保持不良坐姿、站姿或过度劳累，以减少对两肋部位的压迫。

（2）注意安全　避免两肋部位受到外力撞击或挤压，减少外伤的发生。

（3）提高免疫力　保持健康的生活方式，如合理饮食、适度运动、充足睡眠等，以提高机体免疫力，预防疾病的发生。

（4）定期体检　定期进行全面的身体检查，及时发现和治疗潜在疾病，降低两肋痛的发生风险。

第十七章　脐周痛

脐周痛是指以肚脐周围为中心的腹痛，常见于各种胃肠道疾病，是胃肠道炎症、小肠梗阻、溃疡、肿瘤的重要体征。临床上能引起脐周痛的原因不少，如阑尾炎、结肠炎、蛔虫病、肠痉挛、肠易激综合征等。只局限于脐周的疼痛，腹痛情况较多，需要仔细区分。腹痛为临床常见症状之一，可表现为急性或慢性，其病因复杂，多数为器质性，也可为功能性，多为腹腔内器官病变引起，也可为腹腔外器官病变所致。

一、常见原因

（1）**肠道疾病**　①肠炎：通常由细菌或病毒感染引起，也可能由某些药物诱发，典型表现为脐周痛，可能伴有腹胀、恶心、呕吐和腹泻。②肠梗阻：肠道内容物通过受阻，导致阵发性脐周绞痛，可能伴有恶心、呕吐、腹胀和停止排便、排气。③肠系膜淋巴结炎：多见于儿童和青少年，通常在脐周痛前1周左右有上呼吸道感染史，可能伴有发热和呼吸道症状。④肠结核：间歇性发作的腹痛，伴有腹鸣，可能伴有结核中毒症状，如不规则低热、盗汗等。⑤肠痉挛：多由腹部着凉或进食生冷刺激性食物诱发，热敷或调整饮食后症状可缓解。

（2）**阑尾炎**　早期阑尾炎可能表现为脐周痛，随着病变发展，疼痛会转移至右下腹部。

（3）**其他腹部疾病**　①胆囊炎：部分胆囊炎患者可能表现为脐周疼痛。②胰腺炎：胰腺炎也可能导致脐周疼痛。

（4）**泌尿系统疾病**　部分泌尿系结石患者可能表现为脐周疼痛不适，可能伴随红色小便等症状。

（5）**腹股沟疝气**　腹股沟疝气也可能引起肚脐周围的疼痛。

二、反射区位置

脐周痛（神阙周围疼痛）在脚部的治疗反射区为神阙反射区。神阙反射区在双脚底第1跖骨（拇趾下端跖骨）根部，靠近内侧楔骨处。在治疗期间，运用足反射靶向疗法，可在神阙反射区周围排查疼痛是否与小肠有关，如果小肠有疼痛感，在治疗时反射区可选神阙反射区和小肠反射区；如果小肠不痛也无症状，直接按压神阙反射区，直至完全康复。图17-1为左脚示意图，右脚与左脚的反射区位置相同。

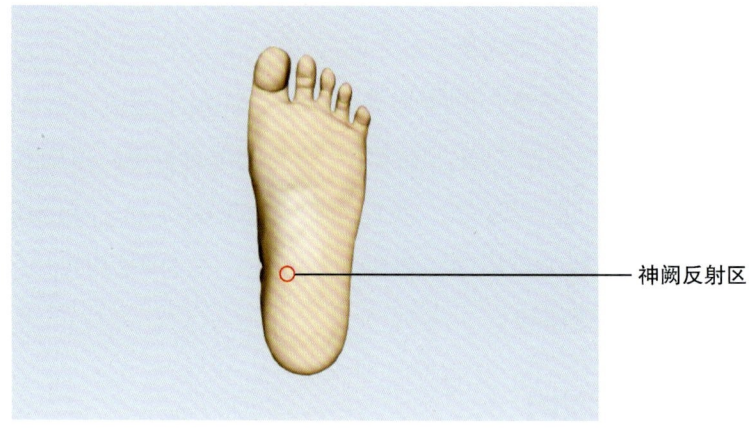

图17-1　神阙反射区左脚示意图

三、预防措施

脐周痛可能涉及多种疾病，且部分疾病可能较为严重。因此，如果出现脐周痛，建议及时就医，以便医生根据症状和体征综合判断，并选择适当的检查方法以明确诊断。在医生的指导下进行针对性治疗，以免延误病情。

（1）**热敷**　将热水袋或湿热毛巾放在肚脐周围，每次持续15~20分钟，可舒缓肌肉痉挛和缓解疼痛。

（2）**腹部按摩**　用指尖轻轻按摩肚脐周围的区域，缓慢地打圈按摩，可促进血液循环和放松肌肉。

（3）**服用止痛药**　如布洛芬、对乙酰氨基酚等可缓解轻度疼痛，但请务必按照医嘱或药品说明使用。

（4）**休息与活动**　如果疼痛与体力活动有关，可暂停活动并休息一段时间。可以适当参加文体活动，积极锻炼身体，增强体质，预防疾病。

（5）**调整饮食**　避免过多摄入刺激性食物和油腻食物，选择易消化和高纤维的食物有助于缓解胃肠道问题引起的疼痛。对可疑不耐受的食物，如虾、蟹、牛奶、花生等尽量不食，辛辣、冰冻、油腻生冷食物及烟酒要禁忌。同时避免泻药及理化因素对肠道的刺激。饮食定量，不过饥过饱，养成良好的生活习惯。

（6）**调理情志**　脐周痛多在思想负担沉重、情绪紧张、焦急、愤怒、抑郁时发病。因此，避免精神刺激，解除紧张情绪，保持乐观态度是预防本病的关键。

第十八章　腰骶痛

腰骶部劳损的主要症状是腰痛或腰骶痛，劳动后症状加重、休息后症状缓解。患慢性疾病、情绪低落或气候变化时，疼痛加重或复发。劳损的部位不同，其临床表现亦异，一般在局部可查到压痛或叩击痛，也可有姿势改变或跛行，无神经障碍。X射线检查及化验检查均无异常。有姿势不良、下肢畸形、从事强迫体位劳动或缺少体育锻炼等情况者，出现上述临床表现时，需要考虑此症。诊断时，需要与肌筋膜综合征、骨关节疾病和盆腔内脏器疾病相鉴别。腰骶痛是腰骶部劳损的主要表现，局部常有僵硬感，腰部活动可受限，平卧时疼痛加剧。受风着凉、天气变化、过度疲劳可使症状加重及反复发生。急性发作时腰骶痛较为剧烈，腰骶两侧局部肌肉痉挛，腰部活动障碍，站立及行走亦受影响。

一、常见原因

（1）**脊柱外伤性疾病**　因各种直接或者间接暴力、肌肉拉伤所致的腰椎骨折、脱位或者腰肌软组织损伤，如腰椎骨折、腰椎间盘突出症、腰肌劳损等。

（2）**脊柱炎症性疾病**　可见于结核分枝杆菌、化脓棒状杆菌或者伤寒沙门菌侵犯腰部及软组织形成的感染性炎症，如脊柱结核等。也见于无菌性炎症，如腰骶神经炎、腰肌纤维组织炎、强直性脊柱炎等。

（3）**脊柱退行性变化**　一般认为，人从20～25岁脊柱开始退变，包括纤维环及髓核组织退变。如过度活动、经常处于负重状态，则髓核易脱出。前纵韧带、后纵韧带、小关节随椎体松动移位，引起韧带骨膜下出血，微血肿机化，骨化形成骨刺。髓核突出和骨刺可压迫或刺激神经引起疼痛，如腰椎间盘突出症、腰椎管狭窄等疾病。

（4）**先天性疾病**　最常见于腰骶部，是引起腰骶痛的常见病因。常见的有隐性脊柱裂、腰椎骶化或骶椎腰化、椎管狭窄和椎体畸形等。

（5）**妇科疾病**　盆腔炎、子宫颈炎等疾病也可能导致腰骶部疼痛。

（6）**其他因素**　缺钙、骶髂关节炎、前列腺疾病、尿路感染等因素，也可能引起腰骶部疼痛。

二、反射区位置

腰骶痛在脚部的治疗反射区为腰骶反射区。腰骶反射区在双脚内侧跟骨下沿处,呈弧线状,辅助治疗反射区在内侧楔骨和舟骨骨缝处。腰骶痛一般以血瘀症状为主,突发性疼痛患者居多。用足反射靶向疗法治疗可立竿见影。急性腰骶痛,选准疼痛位置进行按压,一般采用重手法按压 30 下症状立即缓解;慢性疼痛,可根据病程长短采取疗程治疗。图 18-1 为左脚示意图,右脚与左脚的反射区位置相同。

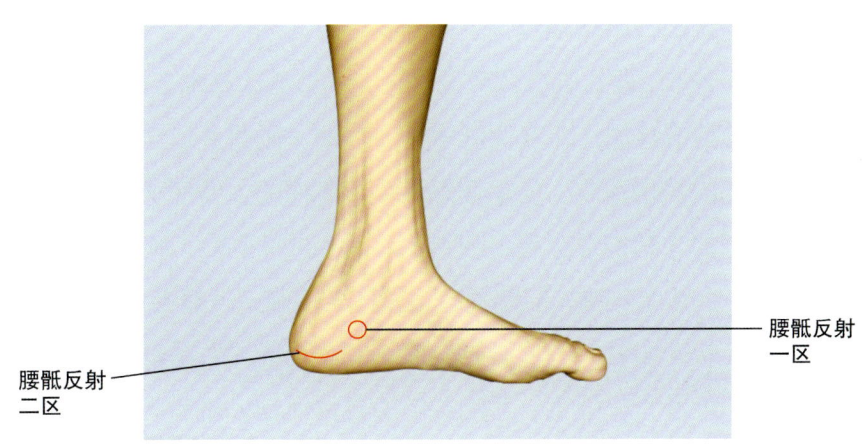

图 18-1　腰骶反射区左脚示意图

三、预防措施

(1)保证正确的坐姿,尽可能保持自然的端坐位,将后背坐直,并保持颈部的挺直。

(2)应每周不少于 3 次,每次不少于 30 分钟的锻炼,这是身体健康必需的。长期从事案头工作的人,应增加工间休息和活动时间,以增强全身的血液循环,消除局部肌肉疲劳,预防和缓解颈椎的劳损。

(3)避免空调冷风直吹颈肩部肌肉,注意保暖。

(4)枕头的高矮软硬要适中,一般仰卧者枕高一拳,侧卧者枕高一拳半,10cm 左右。枕芯以木棉、荞麦皮为好,装填量要适当,以保持一定的硬度和弹性。弹性过大的枕头容易造成颈部肌肉的疲劳和损伤。习惯仰卧者最好在颈下垫一小枕头,以保持颈椎的生理弯曲。习惯侧卧者应将枕头充塞到面部与肩部的空隙中,以减轻颈部的负担。

第十九章　腰骶两侧骶髂关节缝痛

骶髂关节由髂骨的耳状面与骶骨的耳状面构成。关节面扁平，彼此对合非常紧密，属平面关节。关节囊紧张，紧贴于关节面周缘，其周围有许多强韧的韧带加强，关节腔狭小，呈裂隙状，因而骶髂关节活动性很小，有利于支持体重和传递重力。至老年阶段，部分关节面融合，关节活动基本上消失。

腰骶两侧骶髂关节缝痛，即双侧骶髂关节疼痛。骶髂关节疼痛往往由骶髂关节及其附属结构的损伤造成，为双侧骶髂关节疼痛的主要症状，通常由局部炎症病灶刺激周围的末梢神经引起，在盘腿、受凉或活动后，疼痛可能加剧。每日早晨起床后，会感觉双侧的骶髂关节位置比较僵硬，一般会持续大约 30 分钟，适当活动后症状一般就会明显减轻。疼痛刺激可能导致活动时疼痛加重，还可能出现关节挛缩及骨化强直，影响关节的正常活动。骶髂关节扭伤后突感患侧骶髂部剧烈疼痛，动转不灵，面色苍白，甚至休克，同侧下肢不敢负重，不能平卧，躯干向前及患侧倾斜。20%～60% 的患者合并同侧下肢放射痛，多在臀部、大腿后部（股后侧皮神经）坐骨神经分布区和大腿根部前内侧。引起骶髂关节放射痛的原因有：①骶髂关节附近的韧带、肌肉或其他软组织受第 4、第 5 腰神经、骶神经支配，当骶髂关节扭伤时，可引起这些神经的反射性神经痛。②坐骨神经或股后侧皮神经束紧贴骶髂关节和梨状肌的前侧，当骶髂关节周围的韧带因扭伤出血、肿胀或梨状肌痉挛时可直接刺激神经束引起放射痛。③骶髂关节扭伤时合并腰骶关节扭伤也可刺激神经根引起坐骨神经痛。

一、常见原因

（1）**妊娠**　妊娠期间，女性体内激素变化可能导致骶髂关节处的韧带松弛，进而引发疼痛。

（2）**急性损伤**　如暴力、激烈碰撞等强大的外力，可能造成骶髂关节脱位、韧带损伤或骨折，导致疼痛。

（3）**骶髂关节炎**　骶髂关节的炎症可能导致持续性钝痛，活动后可能加剧，休息后可缓解。

（4）**骶髂关节结核** 结核分枝杆菌感染骶髂关节，可能导致关节破坏和脱位，进而引发疼痛。

（5）**强直性脊柱炎** 这是一种慢性炎症性疾病，可累及骶髂关节，导致软骨破坏、关节变硬和间隙变窄，引发疼痛。

（6）**肿瘤** 某些肿瘤如骨母细胞瘤、骨肉瘤等可能累及骶髂关节，导致疼痛和活动受限。

（7）**骶髂关节紊乱** 骶髂关节的位置不恰当或运动不协调，可能导致周围肌肉和组织受到压力、拉伸，引发疼痛。

（8）**韧带劳损** 骶髂关节周围的韧带因过度使用或受伤而受损，也可能导致疼痛。

（9）**神经压迫** 如坐骨神经被压迫，可能引起臀部和下肢的疼痛，包括骶髂关节区域。

（10）**肌肉紧张** 长时间保持一个姿势或过度使用某些肌肉，如长时间坐着或过度运动，可能导致臀部和下背部肌肉紧张，进而引发疼痛。

二、反射区位置

骶髂关节疼痛在脚部的治疗反射区为腰髂反射区。腰髂反射区在双脚外侧面踝骨下方后侧跟骨面上沿位置纵向线。图 19-1 为左脚示意图，右脚与左脚的反射区位置相同。

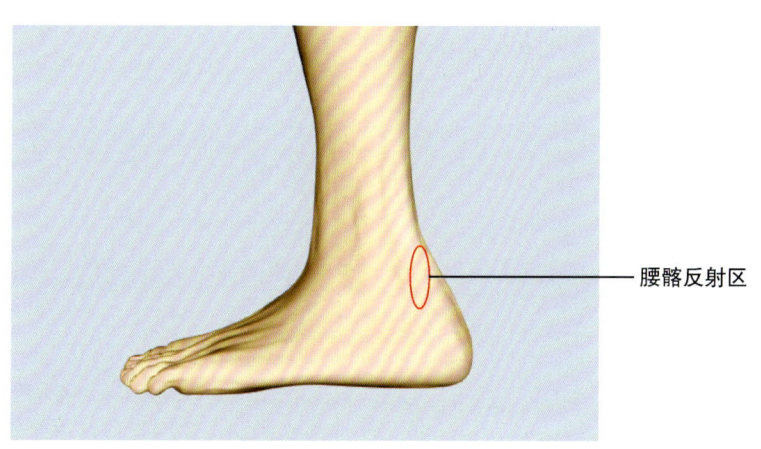

图 19-1　腰髂反射区左脚示意图

三、预防措施

（1）**保持健康的生活方式**　戒烟酒，避免过度劳累，保持良好的睡眠习惯，有助于提高机体免疫力，减少疾病的发生。

（2）**营养摄入**　增加营养，多吃瓜果蔬菜，保持饮食均衡，有助于维持身体健康，减少疼痛的发生。同时，适量补充钙片，以强健骨骼。

（3）**增强体质**　适当进行户外体育锻炼，如散步、慢跑、游泳等，可以增强身体素质，提高机体免疫力，减少骶髂关节疼痛的发生风险。虽然运动有助于身体健康，但过度运动可能导致骶髂关节周围的肌肉和韧带受损，从而引发疼痛。因此，运动要适量，避免过度。

（4）**保持心情舒畅**　避免思想负担过重，放松心情，有助于缓解身体疼痛。心情愉悦可以促进血液循环，有助于身体康复。情绪波动可能导致身体内分泌功能紊乱，从而引发或加重疼痛。因此，要学会控制情绪，保持平稳的心态。

（5）**注意安全**　在日常生活中，要注意安全，避免意外伤害，保护好骶髂关节。如在进行剧烈运动或高空作业时，要佩戴好防护设备，以减少受伤的风险。

（6）**避免与结核患者接触**　骶髂关节结核是导致骶髂关节疼痛的原因之一。因此，要避免与结核患者密切接触，以防止感染。

（7）**积极治疗原发病**　原发病如强直性脊柱炎等可能导致骶髂关节疼痛，要积极治疗，以减少疼痛的发生。

（8）**定期复查**　对于已经患有骶髂关节疼痛的患者，要定期复查，及时了解病情变化，以便医生调整治疗方案。

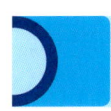

第二十章　神经性呕吐

神经性呕吐，又称为心因性呕吐或功能性呕吐，是一组自发或故意诱发反复呕吐的精神障碍。该病不伴有其他明显症状，且无明显器质性病变为基础。其常见病因主要与心理、社会因素有关，如焦虑、压力、精神紧张、内心冲突等。部分患者的个性具有以自我为中心、易受暗示、易感情用事、好夸张做作等癔症样特点。神经性呕吐的临床表现主要在进食后呕吐，呕吐物为刚吃进的食物，且无明显恶心及其他不适。这种呕吐行为可能在类似情况下反复发作，患者通常否认自己有怕胖的心理和要求减轻体重的愿望。呕吐后，患者往往会继续进食，甚至边吐边吃，因此总体进食量不减少，体重也无显著减轻，常保持在正常体重的 80% 以上。此外，患者可能伴随嗳气、呃逆、强烈的呕吐感伴力气不足、口腔异味（如苦味或恶臭）、疲惫、头晕、头痛、腹部不适（如疼痛、肿胀、胃脘胀气或消化不良）等症状。

一、常见原因

（1）**负面情绪和心理刺激**　忧虑、紧张、恐惧、抑郁等负面情绪是导致神经性呕吐的重要因素。这些情绪状态可能引发或加重呕吐症状。如突然与父亲、母亲分离，亲人死亡等强烈的心理刺激，也可能导致情绪失调，进而引发神经性呕吐。

（2）**不良饮食习惯**　暴饮暴食、摄入过多的刺激性食物、饮食不规律等容易导致胃肠道不适，并可能引发神经性呕吐。某些患者可能因过度关注体重或身材，而采取极端的饮食限制措施，这也可能引发神经性呕吐。

（3）**药物副作用**　某些药物的副作用可能引发神经性呕吐，如化疗药物、放射治疗药物等。这些药物可能对胃肠道产生刺激，导致呕吐症状的出现。

（4）**神经系统异常**　神经系统的异常功能也可能引发神经性呕吐。例如，脑部疾病、内分泌失调等可能影响神经系统的正常功能，进而引发呕吐症状。

二、反射区位置

神经性呕吐在脚部的治疗反射区为神经性呕吐点反射区。神经性呕吐点反射区在双脚背示趾远端趾骨外侧（脚指甲盖外侧）。神经性呕吐导致的因素各不相同，无论哪种因素，运用足反射靶向疗法在神经性呕吐点反射区治疗后都有立竿见影的效果。图20-1为右脚示意图，左脚与右脚的反射区位置相同。

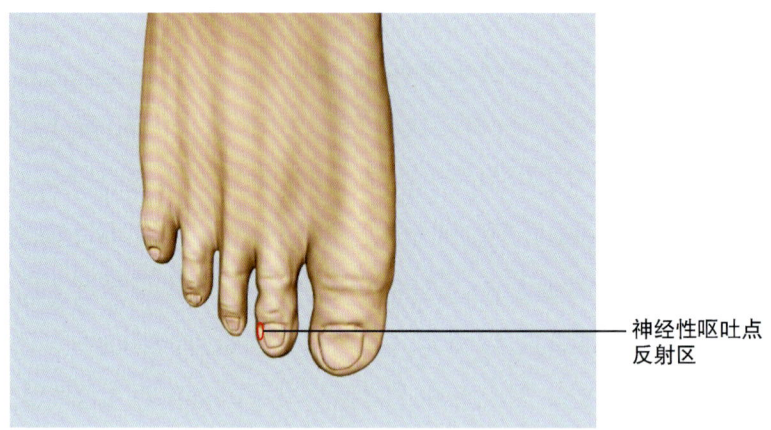

图20-1　神经性呕吐点反射区右脚示意图

三、预防措施

（1）调节情绪与压力管理　①缓解压力：缓解日常生活中的压力水平，避免过度紧张和焦虑。可以通过时间管理、冥想、练瑜伽、深呼吸等放松技巧来缓解压力。②避免触发因素：明确并避免可能导致呕吐的触发因素，如特定的食物、环境或情境。这有助于减少神经性呕吐的发作。③培养积极心态：保持乐观、积极的心态，学会正面应对生活中的挑战和困难。这有助于减少负面情绪对身体健康的影响。

（2）调整生活习惯　①规律饮食：保持每日定时进餐，避免暴饮暴食或长时间不吃东西。选择清淡、易消化的食物，减少油腻、辛辣等刺激性食物的摄入。②充足睡眠：确保每日有足够的睡眠时间，并尽量保持规律的睡眠习惯。良好的睡眠有助于恢复体力，减少身体疲劳和精神压力。③适当运动：进行适量的体育锻炼，如慢跑、游泳、打太极拳等。运动可以释放压力，改善心情，并有助于维持身体健康。

（3）心理支持与辅导　①寻求专业帮助：如果感到情绪困扰或压力过大，

可以寻求心理咨询师或心理医生的帮助。他们可以提供专业的心理支持和辅导，帮助应对负面情绪和压力。②认知行为疗法：通过认知行为疗法，改变对呕吐的认知和反应模式，从而减少神经性呕吐的发生。这包括学习、识别并挑战不合理的思维模式，以及培养积极的应对策略。

（4）教育与自我关注 ①增强自我认知：了解自己的身体状况和情绪变化，学会倾听自己的身体和内心需求。这有助于及时发现并处理可能导致神经性呕吐的问题。②培养健康生活方式：除了上述提到的调节情绪、调整生活习惯外，可以培养其他健康的生活方式，如保持良好的人际关系、参加社交活动等。这些都有助于提升心理健康水平，降低神经性呕吐发生的风险。

第二十一章 腹 泻

腹泻是一种常见症状，俗称为拉肚子，是指排便次数明显超过平日习惯的频率，粪质稀薄，水分增加，每日排便量超过200g，或含未消化食物或脓血、黏液。腹泻常伴有排便急迫感、肛门不适、失禁等症状。正常人每日大约有9L液体进入胃肠道，通过肠道对水分的吸收，最终粪便中水分仅100～200ml。若进入结肠的液体量超过结肠的吸收能力或（和）结肠的吸收容量减少，就会导致粪便中水分排出量增加，便产生腹泻。临床上按病程长短，将腹泻分急性腹泻和慢性腹泻2类。急性腹泻发病急剧，病程在2～3周，大多系感染引起。慢性腹泻指病程在2个月以上或间歇期在2～4周的复发性腹泻，发病原因更为复杂，可为感染性或非感染性因素所致。

一、常见原因

（1）急性腹泻 ①感染：包括病毒（轮状病毒、诺瓦克病毒、柯萨奇病毒、埃可病毒等）、细菌（大肠杆菌、沙门菌、志贺菌、痢疾杆菌、霍乱弧菌）或寄生虫（溶组织阿米巴原虫、梨形鞭毛虫）引起的肠道感染。②中毒：食物中毒如进食未煮熟的扁豆、毒蕈中毒、河豚中毒，重金属中毒，农药中毒等。③药物：泻药、胆碱能药物、洋地黄类药物等。④其他疾病：溃疡性结肠炎急性发作、急性坏死性肠炎、食物过敏等。

（2）慢性腹泻 慢性腹泻的病因比急性的更复杂，肠黏膜本身病变、小肠内细菌繁殖过多、肠道运输功能缺陷、消化能力不足、肠运动紊乱以及某些内分泌疾病和肠道外肿瘤均有可能导致慢性腹泻的发生。可引起慢性腹泻的疾病包括：①肠道感染性疾病：慢性阿米巴痢疾、慢性细菌性疾病、肠结核、梨形鞭毛虫病、血吸虫病、肠道念珠菌病。②肠道非感染性炎症：炎症性肠病（克罗恩病和溃疡性结肠炎）、放射性肠炎、缺血性结肠炎、憩室炎、尿毒症性肠炎。③肿瘤：大肠癌、结肠腺瘤病（息肉）、小肠恶性淋巴瘤、胺前体摄取脱羧细胞瘤、胃泌素瘤、类癌、肠血管活性肠肽瘤等。④小肠吸收不良：原发性小肠吸收不良、继发性小肠吸收不良。⑤肠动力疾病：肠易激综合征。⑥胃部和肝胆胰疾病：胃大部切除－胃空肠吻合术、萎缩性胃炎、慢性肝炎、肝硬化、慢性胰腺炎、慢性胆囊炎。⑦全身疾病：甲状腺功能亢进症、糖尿病、慢性肾上腺皮质功能减退、系统性红斑狼疮、烟酸缺乏症、食物及药物过敏。

腹泻的症状

（1）急性腹泻　起病急，病程在2～3周，可分为水样泻和痢疾样泻。前者粪便不含血或脓，可不伴里急后重，腹痛较轻；后者有脓血便，常伴里急后重和腹部绞痛。感染性腹泻常伴有腹痛、恶心、呕吐及发热，小肠感染常为水样泻，大肠感染常为血性便。

（2）慢性腹泻　大便次数增多，每日排便在3次以上，便稀或不成形，粪便含水量大于85%，有时伴黏液、脓血，持续2个月以上或间歇期在2～4周的复发性腹泻。病变位于直肠和（或）乙状结肠的患者多有里急后重，每次排便量少，有时只排出少量气体和黏液，颜色较深，多呈黏冻状，可混血液，腹部不适位于腹部两侧或下腹部。小肠病变引起腹泻的特点是腹部不适多位于脐周，并于餐后或便前加剧，无里急后重，粪便不成形，可呈糊状或水样，色较淡，量较多。慢性胰腺炎和小肠吸收不良者，粪便中可见油滴，多泡沫，含食物残渣，有恶臭。血吸虫病、慢性痢疾、直肠癌、溃疡性结肠炎等疾病引起的腹泻，粪便常带脓血。肠易激综合征和肠结核常有腹泻和便秘交替现象。因病因不同可伴有腹痛、发热、消瘦、腹部包块等症状。

二、反射区位置

腹泻在脚部的治疗反射区为止泻点反射区。止泻点反射区在双脚底面，脚跟部下方跟骨上沿中间位置和第2、第3跖骨下1/3处中间位置。足反射靶向疗法除治疗病原微生物感染导致的腹泻效果不够明显外，其他腹泻均可在1～2次的治疗后痊愈。治疗以所述两个中间疼痛点为准，均需要采用重手法，双脚每个点按30～40下。图21-1为左脚示意图，右脚与左脚的反射区位置相同。

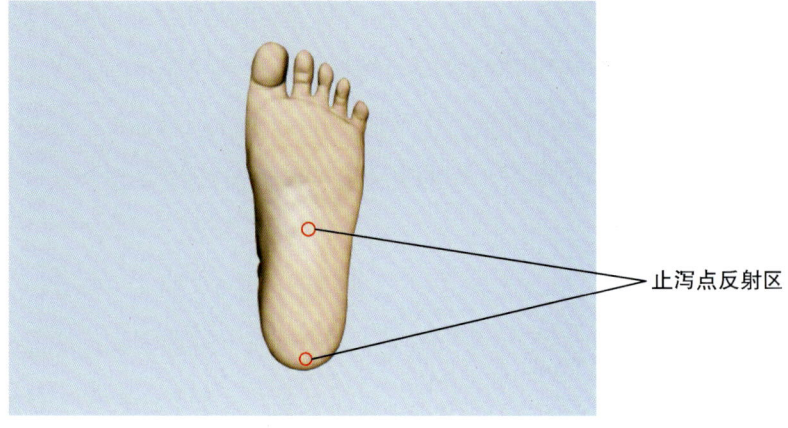

图 21-1　止泻点反射区左脚示意图

三、预防措施

（1）**饮食卫生**　①选择新鲜食材：购买食材时，要选择正规渠道，确保食品新鲜、干净，避免购买过期、变质的食物。②充分烹饪：将食物充分煮熟，特别是肉类、蛋类和海鲜等易受污染的食物，以确保杀灭细菌或寄生虫。③生熟分开：生食和熟食要分开存放和处理，避免交叉污染。④饮水安全：饮用烧开的水或经过消毒的瓶装水，避免饮用生水或未经过滤的自来水。⑤最好不吃凉拌菜：如果要吃，需要充分清洁蔬菜，不用未煮沸的水拌菜，拌菜时最好加点醋或蒜。⑥不吃腐烂变质食物：剩饭、粥、乳制品及肉类、蛋类等，容易遭受细菌或细菌毒素污染，若人们进食上述食物，会导致腹泻。另外，在进食剩饭时一定要充分加热，即使是从冰箱中取出的食物也需要加热后方可食用。

（2）**个人卫生**　①勤洗手：养成饭前便后洗手的好习惯，使用肥皂和流动的水认真清洗双手，以减少病原体的传播。②餐具清洁：保持餐具的清洁，定期进行消毒，避免用手直接接触食物，尽量使用餐具和工具。③避免接触污染物：在公共场所，要注意避免接触可能被污染的物品，如扶手、门把手等。

（3）**生活习惯**　①合理饮食：避免暴饮暴食，尽量定时定量进餐。增加膳食纤维的摄入，如蔬菜、水果、全谷类食物等，以促进肠道蠕动，保持肠道健康。同时，要减少食用油腻、辛辣等刺激性食物，这些食物可能会刺激肠道，引起消化不良和腹泻。②避免过度劳累和精神紧张：过度劳累和精神紧张会影响身体的免疫系统、消化系统功能，增加腹泻的发生风险。因此，要注意合理安排工作和生活，保证充足的睡眠和休息，学会放松自己，通过适当的运动、娱乐等方式缓解压力。

（4）提高免疫力　①适当运动：进行适量的体育锻炼，如散步、跑步、游泳等，以利于提高机体的免疫力。②补充营养：注意补充维生素和矿物质，如维生素C、维生素D、锌等，这些营养物质有助于提高机体的免疫力。

（5）其他预防措施　①接种疫苗：接种轮状病毒疫苗等疫苗，可以降低感染病毒的风险，从而预防腹泻。②注意腹部保暖：腹部受凉易发生腹泻，因此要重视腹部保暖，避免穿低腰裤或过短的上衣，晚上睡觉需要盖好被子。③避免接触腹泻患者：有些腹泻具有传染性，如能避免接触腹泻患者，可减少被传染的概率。

第二十二章　前列腺疾病

前列腺是腹膜后脏器，位于直肠前方和耻骨联合后方，形状类似一个圆润的圆锥结构。其自上而下分成三等分，即底部、中部和尖部。前列腺底部连接于膀胱颈部，尖部则顺着尿道往外伸展。前列腺是由腺体和纤维肌肉组成的腺肌性器官，外有包膜。该包膜由胶原、弹性蛋白及平滑肌所组成，比较致密，紧贴前列腺实质。前列腺内部可分为多个区域，包括外周带、中央带、移行带及前纤维肌肉基质带，且各区域在组织结构和功能上有所不同。前列腺的主要生理功能包括以下几个方面。①分泌前列腺液：前列腺液是精液的重要组成部分，具有一定的营养精子、促进精液液化的作用。②控制排尿：前列腺可以控制尿道括约肌，从而控制排尿。③维持性功能：前列腺可以分泌前列腺素，而前列腺素可以维持血管的扩张，从而维持性功能。

前列腺在男性生理中扮演着重要角色，其解剖结构复杂，生理功能多样。一旦前列腺发生疾病，会对男性健康造成较大影响。前列腺疾病的主要症状如下。①前列腺炎：常表现为尿频、尿急、尿痛、血尿及盆腔和会阴部疼痛等，部分患者会伴有性功能障碍等症状，如性欲下降、阳痿、早泄等。少数患者还会出现盆腔区域剧烈疼痛。②前列腺增生：主要表现为排尿困难、夜尿频繁、尿不尽、膀胱区胀痛、尿潴留等。前列腺增生是中老年男性排尿障碍最为常见的一种良性疾病。③前列腺癌：早期前列腺癌一般无明显症状，随着癌症的发展，中晚期前列腺癌患者可出现尿频、尿急、尿流速度慢、排尿困难等症状，严重时甚至发生尿潴留，还可表现为全身消瘦、贫血、食欲减退、前列腺肿胀、质地变硬、血尿、血精等。当癌细胞转移时，可能出现局部或全身症状，如咳嗽、咳血、呼吸困难、胸痛、胸腔积液等。

一、常见原因

（1）**前列腺炎**　指前列腺组织的炎症，是一种常见的泌尿系统疾病。其病因比较复杂，主要包括以下几个方面。①病原体感染：前列腺炎最常见的病因之一，通常由细菌、真菌、支原体、衣原体、寄生虫及病毒感染造成。常见的细菌有大肠杆菌、金黄色葡萄球菌、链球菌等。这些细菌可以通过尿道进入前列腺，引起炎症。②免疫学因素：全身免疫功能低下者容易出现感染和炎症。③神经、内分泌因素：也与前列腺炎的发病有关。④物理、化学因素：如前列腺的损伤、局部的创伤、尿液反流、机械性的因素、化学性的刺激，以及长期骑自行车、骑马等，都可能引发前列腺炎。⑤生活习惯：长期饮酒、吸烟、过度劳累、饮食不规律等不良生活习惯，以及性生活不卫生，都可能引发前列腺炎。⑥精神压力：精神压力过大可能导致机体免疫力下降，从而容易感染，引发前列腺炎。⑦疾病因素：如前列腺结石、前列腺增生等，也可能导致前列腺炎。

（2）前列腺增生 引起中老年男性排尿障碍最常见的一种良性疾病。其常见病因主要包括以下几个方面。①不良生活习惯：如长期食用辛辣食品（大蒜、生姜、辣椒等）会导致血管扩张以及前列腺充血，从而引发前列腺增生。经常吸烟、喝酒，也会破坏正常的内分泌系统，刺激前列腺增生。②机体免疫力差：由于缺乏锻炼，导致动脉硬化，免疫力差，前列腺血液循环不良，从而导致前列腺增生的产生。③久坐不运动：如司机、上班族等人群，由于久坐不动，腹压对前列腺的压力加大，同时前列腺体处于水平位上，尿道前列腺部和开口与前列腺腺管处于同一平面位置上，如尿液中有细菌，很容易逆行入腺管造成前列腺增生。④性生活过度：过度的性生活以及过度的手淫，将会导致前列腺充血，长此以往，就会导致前列腺组织因持久淤血而增大，引发前列腺增生。

（3）前列腺癌 成年男性常见的恶性肿瘤，其病因可能与多种因素有关，包括以下几方面。①种族：尼格罗人种罹患前列腺癌的概率最高，欧罗巴人种其次，而蒙古人种罹患前列腺癌的概率相对较低。②环境因素：有文献证实，如果亚洲人移民到欧美国家，第二代、第三代移民罹患前列腺癌的概率要远远高于第一代移民。③饮食因素：可能与经常吃红肉等富含脂肪的食物有关，但确切的关系还没有循证医学来证明。

二、反射区位置

前列腺疾病在脚部的治疗反射区为前列腺反射区。前列腺反射区在双脚内侧踝骨面往胫骨方向下沿骨缝处。前列腺疾病一般多见于年龄在50岁左右的男性，属于慢性疾病的一种，同时并发有急性发作。遇到有这种症状的患者，采用足反射靶向疗法进行治疗可根除，即找到疼痛点或阳性物，以点按为主，按到不痛，阳性物消失后病愈。图 22-1 为左脚示意图，右脚与左脚的反射区位置相同。

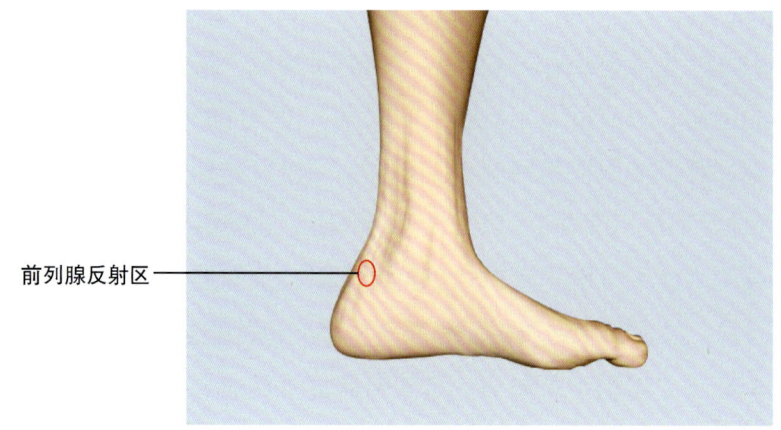

图 22-1　前列腺反射区左脚示意图

三、预防措施

（1）**前列腺炎的预防措施**　①注意饮食：平时需要注意饮食，尽量清淡饮食，避免吃辛辣刺激的食物，以免刺激局部，引起该疾病。还应该注意避免过度饮酒，尽量避免吸烟。②注意保暖：前列腺是一个比较怕冷的器官，受凉后可能会出现脆弱的情况，可能容易患病。因此，平时一定要注意保暖，避免前列腺受凉。③注意卫生：保持会阴部位的卫生和干燥，有助于减少细菌滋生，从而预防前列腺炎的发生。④性生活规律：性生活过度可能会增加前列腺炎的患病风险，因此，平时一定要注意性生活规律，避免性生活过度。

（2）**前列腺增生的预防措施**　①适当锻炼：经常参与体育锻炼，如跑步、打球、做操、游泳、打太极拳等，以促进机体新陈代谢和血液循环，改善前列腺的血液循环，从而延缓前列腺增生的进展。②戒除烟酒：长期吸烟、饮酒和酗酒可能会增加患前列腺增生的风险，因此，应该尽量戒除烟酒，特别是限制酒精摄入。③增加水分摄入及勤于排尿：多饮水有助于稀释尿液，减少对前列腺的刺激。同时，勤于排尿可以避免膀胱过度充盈，减轻前列腺增生的症状。④注意饮食：摄入富含粗纤维的食物，如蔬菜、水果、全谷类食物等，以保持正常的肠道功能，减少便秘的发生。此外，要避免摄入辛辣等刺激性食物，以防止加重症状。⑤预防感染：加强个人卫生，特别是要注意会阴部的清洁卫生，以预防尿道和前列腺的感染，从而降低前列腺增生的发生风险。

（3）前列腺癌的预防措施 ①饮食调整：多吃富含蛋白质的豆类制品，以降低前列腺癌的发病率。同时，要避免摄入过多的脂肪，饮食总热量中脂肪所占的比例以 10%～20% 为宜。此外，要多吃新鲜蔬菜和水果，禁烟、禁酒，并保持大便的畅通。②定期体检：定期进行前列腺检查，如前列腺特异性抗原检测、直肠指检等，以早期发现前列腺癌。③生活方式的调整：保持心情舒畅，注意个人卫生，保持充足的睡眠。同时，要坚持有节制的性生活和乐观向上的心态，避免长时间久坐不动，适当休息并及时变换体位，以减少前列腺的局部充血。

第二十三章　腹股沟疼痛

腹股沟为下腹部两侧的三角形区域，其内侧界为腹直肌外缘，上界为髂前上棘至腹直肌外缘的水平线，下界为腹股沟韧带。此区域较为薄弱，容易发生疼痛。腹股沟是连接腹部和大腿的重要部位。由于离外生殖器很近，常常被人们看作隐私部位。腹股沟部位的潮湿、不透气，往往成为健康的隐患。腹股沟是性活动的主要区域，也是重要的性敏感区域之一。对于成年男子，刺激腹股沟管部可强化睾丸功能。对于性功能治疗，按摩睾丸可增强男性性功能，但更具效果的是刺激位于阴茎根部两侧的腹股沟管。腹股沟是向睾丸输送血液和连接神经的通路。如果腹股沟管功能低下，必然会引起睾丸功能低下。因此，重要的是使腹股沟管中的血液循环良好。对于成年女子，对腹股沟的刺激也能够增强或改善性欲。

腹股沟区域出现疼痛，可能是钝痛、刺痛或持续性疼痛。在某些情况下，如腹股沟疝或精索静脉曲张，疼痛可能表现为牵拉感或坠胀感。疼痛可能向腰部、下肢或会阴部放射，如腰椎间盘突出症或梨状肌综合征引起的疼痛。腹股沟淋巴结炎患者可能触及局部肿大的淋巴结，并有压痛。腹股沟疝患者可能在腹股沟区域形成可复性的包块，站立时明显，平躺后可消失。由于疼痛或肌肉拉伤，患者可能出现活动受限，如行走、跑步或弯腰时疼痛加剧。根据具体病因，腹股沟疼痛还可能伴随其他症状，如发热、乏力、尿频、尿急、尿痛等。腹股沟疼痛需要与急性淋巴结炎、腹股沟疝、精索静脉曲张、肌肉或韧带拉伤、妇科疾病、腰椎间盘突出症等进行鉴别诊断。

一、常见原因

（1）**腹股沟淋巴结炎**　主要是下肢淋巴系统感染引起局部的腹股沟区疼痛，可扪及局部肿大的淋巴结，有压痛，可能伴有发热、乏力等全身症状。

（2）**腹股沟疝**　当腹腔内的脏器（如小肠等）通过腹股沟区的薄弱部位突出时，就会形成疝气，从而导致腹股沟疼痛。腹股沟疝发作以后可以有局部的牵拉痛，并有质地较软的包块形成，站立时明显，平躺后可消失。

（3）**精索静脉曲张** 表现为阴囊坠胀痛，可有腹股沟的牵拉痛，一般平躺后可好转，局部精索增厚压痛。

（4）**肌肉拉伤** 运动或突然动作可能导致腹股沟区域的肌肉或肌腱拉伤，出现疼痛、肿胀、活动受限等症状。腹股沟区域有许多肌肉，如髂腰肌、内收肌群等，当肌肉突然承受过大的力量，超出其正常的伸展范围时，肌肉纤维就会受损。

（5）**妇科疾病** 卵巢囊肿蒂扭转、盆腔炎、附件炎等妇科疾病，均可引起腹股沟区疼痛。盆腔内的炎症会刺激周围的神经和组织，炎症产生的渗出物也可能刺激到腹股沟区域。

（6）**骨骼、肌肉疾病** 局部的骨骼问题、肌肉拉伤、韧带拉伤、神经损伤等，可导致腹股沟局部疼痛。

（7）**腰椎间盘突出症** 腰椎间盘突出症、梨状肌综合征等疾病可引起腰部及下肢的疼痛，有时疼痛向腹股沟区放射。

（8）**结石** 如输尿管结石，可能导致剧烈的腹股沟疼痛，伴有突发性剧烈疼痛、尿频、尿急、尿痛等症状。

二、反射区位置

腹股沟疼痛在脚部的治疗反射区为内侧腹股沟淋巴反射区、外侧腹股沟淋巴反射区。内侧腹股沟淋巴反射区在双脚内踝沿踝骨下方骨缝周围；外侧腹股沟淋巴反射区在双脚外踝下沿往脚脖子周围的骨缝处（也就是胫骨下沿骨缝）。针对腹股沟疼痛，采用足反射靶向疗法治疗时，要首先确定腹股沟疼痛在身体上的位置，再确定其反射区。在腹股沟斜上方为外侧腹股沟；靠近大腿内侧根部为内侧腹股沟。对应疼痛位置可以确定腹股沟治病区域，采取滑按的手法，寻找最痛点，进行按压至不痛为止。图 23-1、图 23-2 为左脚示意图，右脚与左脚的反射区位置相同。

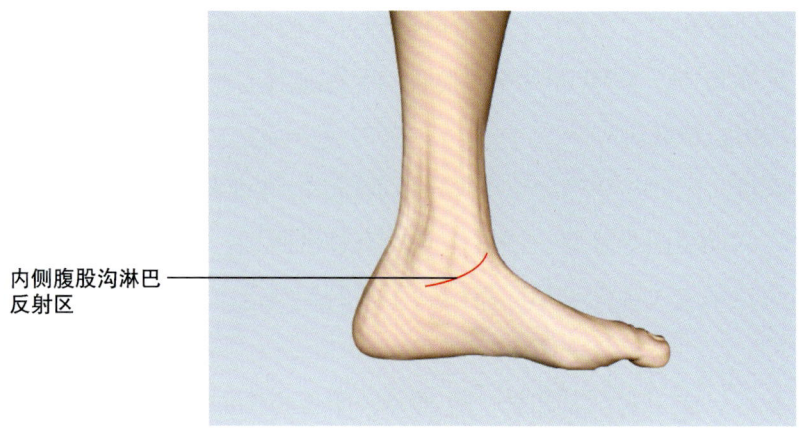

图 23-1　内侧腹股沟淋巴反射区左脚示意图

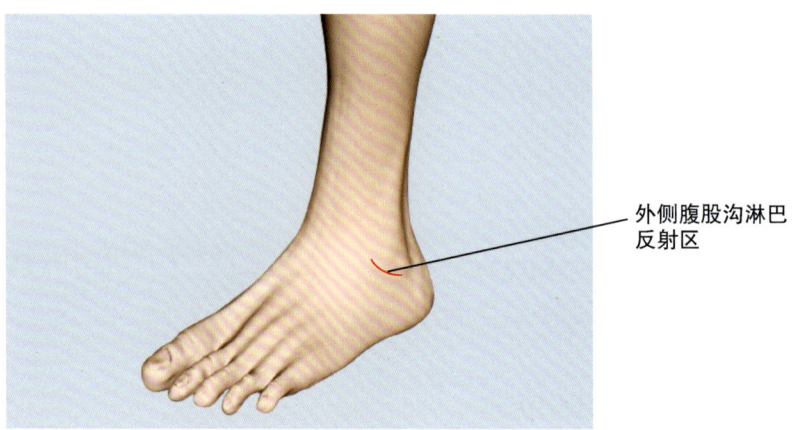

图 23-2　外侧腹股沟淋巴反射区左脚示意图

三、预防措施

（1）**日常生活习惯调整**　①保持个人卫生：勤换内裤，保持腹股沟区域的清洁和良好通透性。避免尿道炎等泌尿系统感染的发生。②注意性生活卫生：避免性病及高危性行为，减少因性传播疾病导致的腹股沟疼痛发生风险。③避免高危运动和外伤：避免参与可能导致腹股沟区域损伤的高危运动。如果受伤，应立即停止运动，避免症状进一步加重。

（2）**增强身体抵抗力和肌肉力量**　①积极控制体重：肥胖可能导致腹壁强度降低，增加腹股沟疝等疾病的发生风险。要通过合理饮食和适量运动控制体重，减轻腹股沟区域的负重。②加强身体功能锻炼：进行腰部、腹部肌肉的功能锻炼，增强肌肉力量，提高腹壁强度。避免久坐，经常进行腰部和下肢的活动，以促进血液循环。

（3）定期体检和早期治疗 ①定期体检：有肿瘤家族史的人应定期进行体检，以便早期发现和治疗可能导致腹股沟疼痛的疾病。②早期治疗：一旦出现腹股沟疼痛等症状，应及时就医，避免病情恶化。要根据医生的建议进行必要的检查和治疗，确保早日康复。

（4）其他预防措施 ①避免过度劳累：注意劳逸结合，避免过度劳累导致腹股沟区域肌肉和韧带的损伤。②保持良好的心态：保持心情愉悦，避免过度紧张和焦虑，以减少因心理因素导致的腹股沟疼痛。

第二十四章　附件炎

附件炎是女性生殖系统中的一种炎症，主要涉及输卵管和卵巢，这两部分在医学上被称为子宫附件。附件炎是指输卵管和卵巢的炎症，常合并有宫旁结缔组织炎、盆腔腹膜炎。附件炎一般可分为急性附件炎、慢性附件炎、输卵管炎和卵巢炎。其症状包括以下几个方面。①下腹痛：程度不一，可能伴有腰背部或腰骶部酸胀，月经前后、性行为后或劳累后可能加重，有时伴有肛门坠胀或排尿后下腹抽痛。②月经紊乱：表现为月经过多、过频，或不规则阴道出血，或月经淋漓不尽。③痛经：在月经来前2~7日开始下腹部坠痛，经后加重，月经干净后还会持续一段时间。④不孕：慢性输卵管炎可能导致输卵管不通，影响受孕。⑤其他症状：腹胀、乏力、全身不适、精神不振等。妇科检查时，可能会发现双侧附件区明显增厚，压痛明显，甚至可触及条索状的输卵管形态或不规则的包块。

一、常见原因

（1）**病原体感染**　①外源性病原体：主要为性传播疾病的病原体，如沙眼衣原体、淋病奈瑟球菌等。这些病原体可通过性接触传播，进入女性生殖道后引发附件炎。②内源性病原体：来自原来寄居于阴道内的微生物，如金黄色葡萄球菌、溶血性链球菌、脆弱类杆菌、消化球菌等。这些病原体在女性体内正常存在，但当机体免疫力下降或局部微环境失衡时，可引发附件炎。

（2）**不良生活习惯**　①长期坐姿：长期保持坐姿，下肢血液循环不畅，影响卵巢及附件的正常排毒功能，容易引发炎症。②穿着紧身裤：经常穿着紧身裤或类似紧身服，使阴道排泄物积聚，由阴道炎症上行引发附件炎。③不注意经期卫生：经期卫生不清洁，使用不洁卫生巾，或在经期发生性行为等，均容易使病原体侵入体内，引发附件炎。

（3）**妇科手术及操作**　①手术感染：未经严格消毒而进行的妇科手术，如人工流产、子宫输卵管碘油造影、子宫颈管治疗等，可能因手术导致生殖道黏膜损伤、出血、坏死，导致下生殖道内源性病原体上行感染，引发附件炎。②宫内节育器：宫内节育器的放置本身并不直接导致附件炎，但当放置节育器时未严格按照无菌操作规范进行，或放置后不注意保持个人卫生，也可能引发附件炎。

（4）其他因素 ①分娩或流产：分娩或流产后由于抵抗力下降，病原体经生殖道上行感染并扩散到输卵管、卵巢，甚至整个盆腔，引发附件炎。②邻近器官炎症：盆腔或输卵管邻近器官发生炎症时，如阑尾炎、肠炎等，可通过直接蔓延或淋巴管传播引起输卵管卵巢炎、盆腔腹膜炎等。③药物因素：长期应用广谱抗生素、大量应用免疫抑制剂以及接受大量雌激素治疗等，导致机体免疫力低下，容易造成内源性、外源性病原体机会性感染，从而引发附件炎。

二、反射区位置

附件炎在脚部的治疗反射区为附件反射区。附件反射区在双脚胫骨和距骨之间凹槽处（俗称为脚脖子）偏内侧位置。附件炎均以下腹部两侧疼痛为主要症状，是慢性疾病急性发作的一种，因此在治疗时首先确定疼痛位置，以及与其他妇科器官有无联系。如果其他妇科器官没有症状反应，只显示双侧下腹痛，可采用附件反射区进行治疗；如果其他器官均有阳性反应，显示为慢性妇科疾病或下腹部其他器官疾病，可参照慢性疾病治疗。在附件反射区进行按摩时，由下往上横向推按。图24-1为左脚示意图，右脚与左脚的反射区位置相同。

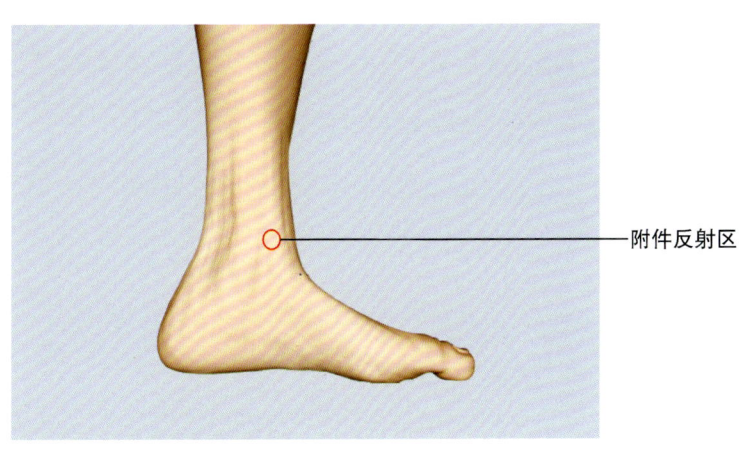

图24-1 附件反射区左脚示意图

三、预防措施

（1）**注意性生活卫生** 避免性生活混乱，洁身自好，减少感染机会。

（2）**保持个人卫生** 每日清洗私处，换洗内裤，不使用他人的盆具、泳衣等。

（3）**公共场所卫生** 提倡淋浴，不使用盆塘；洗浴后不直接坐在公共浴池的座椅上；在公共厕所尽量使用蹲式马桶。

（4）**家庭消毒** 家中有人患附件炎时，患者的内衣、床单及被患者分泌物污染的用具应煮沸或消毒液浸泡消毒。

（5）**定期检查与治疗** 夫妻一方患病时，另一方也应前往医院检查、治疗；孕妇有过单纯疱疹病毒Ⅱ型感染史或可疑感染史者，应定期复查并选择适当的分娩方式。

第二十五章　腘窝囊肿

腘窝囊肿是一种较为常见的膝关节疾病，是指腘窝深部滑囊肿大或膝关节滑膜囊向后膨出的统称，通常位于膝关节后方的腘窝内。腘窝囊肿的主要表现为机械性伸膝和屈膝受限，虽然疼痛相对较轻，但患者常会感到紧张膨胀感明显。囊肿增大后，可在腘窝处触及有弹性的软组织肿块。囊肿可能导致膝后部疼痛和发胀，行走后症状可能加重。囊肿内的滑液增多，可能导致关节积液，进而影响关节功能。囊肿可能挤压关节处的其他软组织，导致关节活动受限，出现僵硬的症状。部分患者在囊肿较小时可能无明显自觉症状，但随着囊肿的增大，可能会妨碍膝关节的伸屈活动。最常见的腘窝囊肿是由膨胀的腓肠肌和半膜肌肌腱滑囊所形成的囊肿。该滑囊经常与膝关节后方的关节囊相通，因此其发病与膝关节的病变密切相关。在临床上，腘窝囊肿多见于中年以上人群，且男性的发病率高于女性。在进行检查时，医生可发现患者的腘窝处有囊性肿物，这些肿物大小不一，通常位于腘血管周围。此外，腘窝囊肿可能影响淋巴循环，收纳小腿以下的深淋巴和小腿后、外侧以及脚外侧部的浅淋巴管，并通过输出淋巴管注入腹股沟深淋巴结。

一、常见原因

腘窝囊肿可分为先天性和后天性两种。先天性的腘窝囊肿多见于儿童，而后天性的腘窝囊肿则可能由多种因素引起。

（1）*剧烈运动或损伤*　剧烈的运动或膝盖的外伤可能导致关节内滑膜损伤，使得关节液渗入腘窝区域，进而形成囊肿。反复或剧烈的运动，如跑动、蹲姿、跳跃等，以及外力撞击，都可能增加腘窝囊肿的发生风险。

（2）*年龄因素*　随着年龄的增长，关节腔之间的水平裂隙样结构会发生退变，关节腔的压力也会逐渐升高，这些因素都会导致腘窝囊肿的发病率增加。老年人发病则多与膝关节病变如骨性关节炎、半月板损伤等有关。

（3）*慢性炎症*　慢性无菌性炎症等滑囊本身的疾病可引起局部组织纤维

化和瘢痕形成，导致关节腔狭窄和压力增高，从而诱发腘窝囊肿的发生。

（4）**关节液渗出** 关节面不平、关节软骨变薄等病理改变，会导致关节液渗出增多，这些关节液在腘窝处积聚，进而形成囊肿。

（5）**先天性畸形** 先天性髋关节脱位、先天性膝关节发育异常等先天性畸形会影响关节的正常结构和功能，导致关节不稳定和液体泄漏，增加腘窝囊肿的发生风险。

（6）**长时间行走或站立** 长时间行走或站立可能导致关节磨损程度增加，并且会伴有局部的无菌性炎症，从而慢慢形成腘窝囊肿。

（7）**类风湿关节炎** 这可能与个人免疫、感染有关。类风湿关节炎的主要特征之一是滑膜炎症。由于滑膜炎症，滑液的产生增加，会形成膝关节腔积液，导致关节腔内的压力增高，并且会迫使滑液向后方移动，在腘窝深部发生囊肿。

此外，腘窝囊肿的形成可能与膝关节活动过度、关节内病变等因素有关。

二、反射区位置

腘窝囊肿在脚部的治疗反射区为腘窝淋巴反射区。腘窝淋巴反射区在双脚外股骨外侧下方凹陷处。足反射靶向疗法治疗腘窝囊肿，除以刮按或点按腘窝淋巴反射区为主外，应配合推拿。图 25-1 为左脚示意图，左脚与右脚的反射区位置相同。

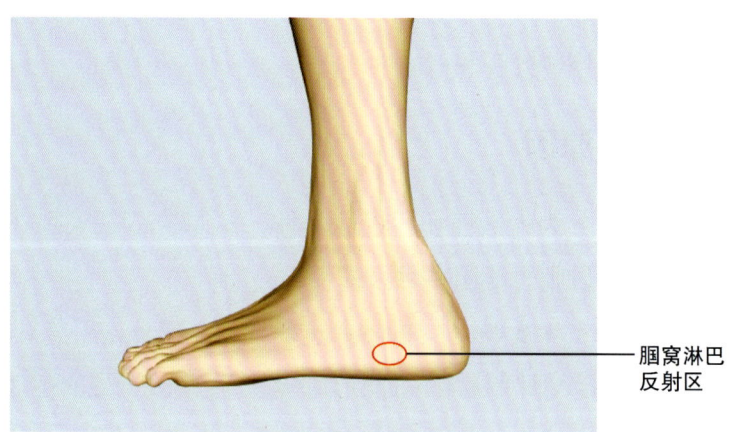

图 25-1　腘窝淋巴反射区左脚示意图

三、预防措施

（1）**规律饮食** 保证三餐规律，摄入营养丰富的食物，如鱼、虾、瘦肉、鸡蛋、牛奶等，避免挑食、偏食、过度节食等不良饮食习惯。

（2）**控制体重** 通过适当的体育锻炼来减轻体重，将体重控制在正常范围内，以减轻膝关节的负担。肥胖是增加膝关节压力的一个重要因素，控制体重有助于降低腘窝囊肿的发病率。

（3）**避免膝关节外伤** 在进行运动或活动时，应做好热身准备，佩戴护膝等保护装备以减少膝关节受伤的风险。同时，避免进行过于剧烈或高风险的运动，以减少膝关节损伤的可能性。

（4）**适量运动** 适量的运动有助于增强膝关节周围肌肉的力量和稳定性，从而保护膝关节免受损伤。然而，过度运动或长时间高强度运动可能会增加膝关节的负担，因此应合理控制运动的强度和时间。

（5）**注意膝关节的休息与保暖** 避免长时间站立或行走，给膝关节足够的休息时间。同时，注意膝关节的保暖，避免寒冷刺激对膝关节造成不良影响。

（6）**及时治疗膝关节疾病** 如果患有膝关节疾病，如骨关节炎、半月板损伤等，应及时就医并进行治疗。这些疾病可能导致关节腔内压力增高，从而增加腘窝囊肿的发生风险。

（7）**定期体检** 定期进行体检可以及早发现膝关节的异常变化，包括腘窝囊肿等病变。如果发现膝关节有不适或异常症状，应及时就医并进行检查。

需要注意的是，虽然以上措施可以降低腘窝囊肿的发病率，但并不能完全预防其发生。因此，在日常生活中应保持良好的生活习惯和锻炼方式，并密切关注膝关节的健康状况。如果出现膝关节不适或异常症状，应及时就医并寻求专业医生的帮助。

第二十六章　便　秘

便秘是一种常见的肠道问题，是指排便频率减少，1周内大便次数少于2～3次，或者排便困难、费力，粪便量少且干结。但需要注意，对同一人而言，当大便习惯由每日1次或每2日1次变为2日以上或更长时间排便1次时，也应视为便秘。便秘患者的大便通常比较干燥、硬结，质地坚硬，有时甚至像羊粪一样，排便时需要用力，有时甚至需要使用手助力，大便排出困难，排便后仍有未排空感，常常需要多次才能彻底排便，可能伴有腹胀、腹部不适、食欲减退、口臭、肛门瘙痒、腹痛和痉挛等症状。

一、常见原因

（1）**不良的饮食和排便习惯**　如饮食中含纤维素少、运动量少、人为地抑制便意、滥用泻药等。

（2）**精神因素**　如精神疾病、神经性厌食和抑郁症等。

（3）**内分泌紊乱**　如甲状腺功能减退症、糖尿病等。

（4）**医源性因素**　如药物因素（可待因、吗啡、抗抑郁药等）、长期卧床或长期制动等。

（5）**结直肠外的病变**　如中枢神经系统病变、脊髓损伤等。

（6）**结直肠功能性疾病**　如直肠内脱垂、直肠前突等。

（7）**结直肠器质性病变**　如结肠神经或肌肉病变（先天性巨结肠等）、结直肠机械性梗阻（良性和恶性肿瘤等）等。

二、反射区位置

便秘在脚部的治疗反射区为直肠反射区。直肠反射区在双下肢小腿部胫骨内侧下1/2处。便秘分慢性肠道疾病和急性肠道疾病，两种都可采用足反射靶向疗法进行治疗，此时直肠反射区会有一定的疼痛或阳性物。在治疗期间，一般炎症可采用推刮按摩法，或出现阳性物时采用点按法。按摩后，反射区会出现紫红色痧斑，证明此反射区位置对应的身体患病位置有较为严重的便秘。治疗周期因病的轻重而不同。图 26-1 为右脚示意图，左脚与右脚的反射区位置相同。

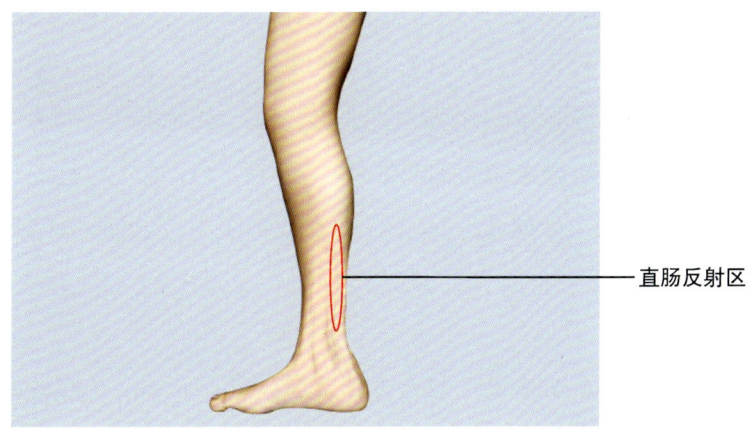

图 26-1　直肠反射区右脚示意图

三、预防措施

（1）**调整饮食结构**　①增加膳食纤维摄入：膳食纤维有助于软化粪便，促进肠道蠕动。应多吃全麦面包、燕麦、豆类、水果和蔬菜等富含纤维的食物。②保持足够饮食量：足够的饮食量可以刺激肠道蠕动，使粪便正常通行和排出体外。特别是早饭要吃饱，因为早餐后能引起胃结肠反射，有利于排便。③主食粗细搭配：主食不要过于精细，要适当吃些粗粮和杂粮，以增加对肠道的刺激，利于大便排泄。④充足水分：饮水足量对于保持肠道健康至关重要，有助于软化粪便，使其更容易通过肠道。建议全天多饮凉开水，晨起空腹可饮一杯淡盐水或蜂蜜水，以助润肠通便。

（2）**养成良好的排便习惯**　①定时排便：尝试在每日相同的时间排便，如早上醒来后或早餐后，这有助于训练肠道在这个时间段内排空。如果经常拖延大便时间，可能会破坏良好的排便规律，减弱排便反射，引起便秘。②及时排便：如果有大便冲动，尽量不要忽视，尽早去如厕。长时间忽视大便冲动，可能会导致便秘。

（3）**适当锻炼**　①规律运动：规律的体育锻炼有助于促进肠道蠕动，减少便秘发生风险。建议每日进行30分钟的有氧运动，如散步、骑自行车、游泳等。②腹部按摩：每日进行 2~3 次腹部按摩，每次 10~20 圈，从右下腹开始向上、向左、再向下顺时针方向按摩，以促进肠道蠕动，预防便秘。

（4）慎服导致便秘的药物 ①避免滥用药物：长期服用或滥用某些药物，如止痛药、抗抑郁药、铁补充剂、补钙类药物，以及某些作用于消化系统、神经系统和心血管系统的药物等，可能导致便秘。如果需要这些药物，请咨询医生，了解可能的患便秘风险，并寻求适当的解决方案。②合理使用泻药：泻药的使用应该谨慎，不要频繁使用强烈的刺激方法，如洗肠等。滥用泻药可能会削弱肠道敏感性，形成对某些泻药的依赖性，导致便秘难以治愈。

（5）保持心理健康 学会管理和减轻压力，如通过冥想、深呼吸、休息等方式来保持心理健康。压力和焦虑可能会影响肠道功能，从而增加便秘的发生风险。

（6）关注潜在疾病 某些疾病如过敏性结肠炎、大肠憩室炎、结肠肿瘤、结肠狭窄以及甲状腺功能减退症、糖尿病等，也可能导致便秘。如果便秘问题持续或变得严重，应及时就医，以便专业医生评估并治疗这些潜在疾病。

第二十七章　腰肌劳损

腰肌劳损，又称为功能性腰痛、慢性下腰损伤、腰臀肌筋膜炎等，是一种腰部肌肉及其附着点筋膜或骨膜的慢性损伤性炎症。其主要症状是腰或腰骶部胀痛、酸痛、局部压痛，反复发作；肌肉无力，劳累，活动范围受限，劳动能力下降。疼痛可随气候变化或劳累程度而变化，如日间劳累加重，休息后可减轻。急性发作时，腰部活动受限，疼痛显著加重。

一、常见原因

（1）**急性腰扭伤未愈**　急性腰扭伤后，如果未能得到及时或有效的治疗，可能会转变为慢性腰肌劳损。

（2）**慢性积累性损伤**　长期、反复、过度的腰部活动或劳动，导致腰部肌肉和筋膜持续处于紧张和疲劳状态，从而产生无菌性炎症和疼痛。这种损伤在长时间站立、长时间坐着、从事重体力劳动或运动的人中尤为常见。

（3）**腰部受凉**　腰部受到寒冷刺激时，可能会导致血管收缩，影响腰部的血液循环，使肌肉变得僵硬、紧张，进而加重腰部负担，诱发或加重腰肌劳损。

（4）**腰部发育异常**　腰部骨骼结构异常或肌肉不平衡也可能导致腰肌劳损。例如，腰椎先天性畸形、腰椎管狭窄、腰椎间盘退变等因素都可能影响腰部的稳定性，使腰部肌肉更容易受到损伤。

（5）**脊柱结构异常**　脊柱结构的异常，如脊柱侧凸、脊柱后凸等，会改变腰部肌肉的力学平衡，增加腰部肌肉的负担，从而导致腰肌劳损。

（6）**不良姿势**　长期保持不良姿势，如久坐、久站、弯腰驼背等，会导致腰部肌肉持续紧张，从而增加腰肌劳损的发生风险。

二、反射区位置

腰肌劳损在脚部的治疗反射区为腰肌反射区。腰肌反射区在双脚第1跖骨末端与内侧楔骨的下端处。采用足反射靶向疗法治疗腰肌劳损时，在腰肌反射区以重手法刮按，轻者有立竿见影的效果，重者需要进行多次按摩，直至症状消失。图 27-1 为左脚示意图，右脚与左脚的反射区位置相同。

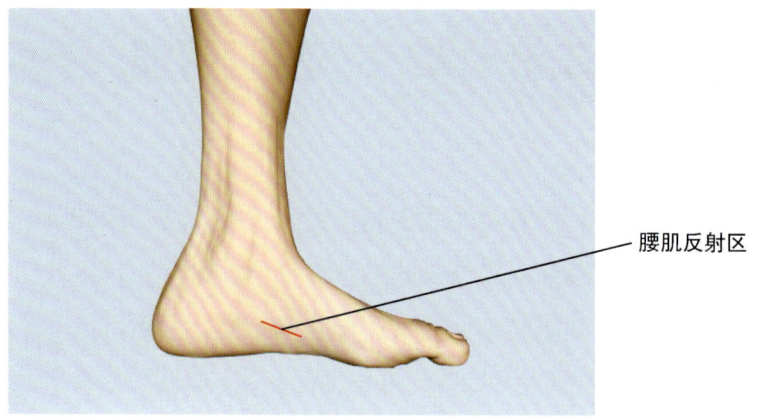

图 27-1　腰肌反射区左脚示意图

三、预防措施

（1）**防寒保暖**　注意天气变化，及时增添衣物，防止腰部受凉。出汗或淋雨后要及时更换湿衣、擦干身体，避免腰部受潮。睡觉时避免睡在潮湿的地方，要保持床铺的干燥和温暖。

（2）**预防外伤**　在进行剧烈活动或体育运动前，做好充分的热身运动，以减少不必要的损伤。搬运重物时，要注意正确的姿势和技巧，避免扭伤腰部。如发生腰部外伤，应及时就医并积极治疗，防止病情恶化。

（3）**纠正不良姿势**　避免长时间保持同一姿势，如久坐、久站、弯腰等。坐着时，可以使用有突起的靠垫来缓解腰部压力。对于需要长时间坐着的工作者，可以定时站起来活动一下，缓解腰部疲劳。

（4）**适度休息**　在工作和劳动中，要注意劳逸结合，避免过度劳累。定时休息，可以每隔一段时间就站起来活动一下，做一些简单的腰部拉伸运动。睡眠时，建议使用硬板软垫床，以保持脊柱的正常生理曲度。

（5）**控制饮食与体重**　注意控制饮食，避免过度肥胖，因为过重的身体会给腰部带来额外的负担。加强锻炼，提高身体素质，预防肥胖和其他类型疾病。

（6）**其他预防措施**　对于需要长期弯腰的工作者，要保持下腰部平坦，使身体重心位于髋关节和脚部。节制房事，"腰为肾之府"，房事过频必然有损于肾，肾亏则腰痛。对于容易闪到腰的动作，要尽量避免，如需要弯腰提重物，应慢慢来，避免扭伤。

第二十八章　口腔溃疡

口腔溃疡，又称为口疮，是指出现在口腔内唇、上腭以及舌、颊等部位黏膜上，呈圆形或椭圆形的疼痛溃疡点。口腔溃疡是一种常见疾病，溃疡部位常有明显的疼痛感，尤其是在进食、说话等刺激到溃疡时，疼痛会加剧。溃疡周围的口腔黏膜可能出现充血、水肿等症状。溃疡面多呈淡黄色或白色，形状为圆形或椭圆形，大小不一。根据溃疡的大小、深浅和数量，口腔溃疡可分为以下几种类型。①轻型口腔溃疡：较为常见，溃疡小而浅，一般直径小于5mm，5日左右开始愈合，7～10日溃疡愈合，不留瘢痕。②重型口腔溃疡：溃疡大而深，直径可大于1cm，周围组织红肿隆起，基底微硬，表面有灰黄色的假膜或灰白色坏死组织，愈合后会留有瘢痕。③疱疹型口腔溃疡：溃疡数量多且小，直径小于2mm，散在分布于口腔的唇、舌、颊等部位，邻近的溃疡可能融合，伴有黏膜充血和疼痛。

一、常见原因

（1）**精神因素**　长期精神紧张、焦虑、抑郁等负面情绪，可能导致机体免疫力下降，从而引发口腔溃疡。

（2）**饮食因素**　偏食、挑食、过度节食等不良饮食习惯，导致体内维生素、微量元素等营养物质缺乏，也可能引起口腔溃疡。特别是维生素B族、维生素C、铁、锌等元素的缺乏，与口腔溃疡的发生密切相关。

（3）**遗传因素**　口腔溃疡具有一定的遗传倾向，家族中有人患有口腔溃疡，其患病风险可能更高。

（4）**免疫因素**　免疫力低下或长期应用免疫抑制剂的人，更容易患上口腔溃疡。此外，口腔黏膜受到损伤后，免疫系统可能过度反应，导致溃疡的形成。

（5）**感染因素**　口腔感染病毒或细菌时，也可能引发口腔溃疡。常见的病原体包括血链球菌、幽门螺杆菌等。

二、反射区位置

口腔溃疡在脚部的治疗反射区为口舌反射区。口舌反射区在拇趾（中端关节内侧）下方。在用足反射靶向疗法治疗时，首先要确定溃疡在口腔的位置。如果在口腔右侧包括舌面上，反射区在左脚拇趾（中端关节内侧）下方；如果在口腔左侧或舌面上，反射区在右脚拇趾（中端关节内侧）下方。治疗时，在反射区寻找最痛点进行点按，最少 30 下，一般 1 次即可见效。口腔溃疡不是单一性疾病，与身体某些器官有直接的联系。慢性口腔溃疡可配合脏腑器官相应的病区进行选择性的治疗，病程时间长的，可进行多次操作直至痊愈。图 28-1 为右脚示意图，左脚与右脚的反射区位置相同。

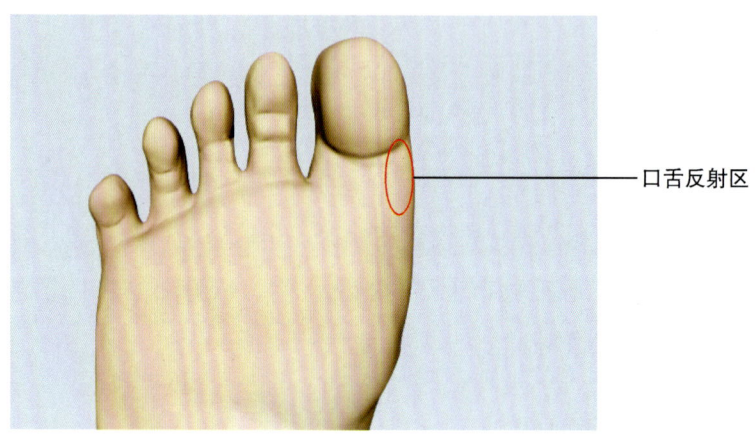

图 28-1　口舌反射区右脚示意图

三、预防措施

（1）**保持口腔卫生**　定期刷牙、漱口，保持口腔清洁。

（2）**调整饮食**　均衡饮食，多摄入富含维生素和微量元素的食物，避免偏食和挑食。

（3）**放松心情**　保持心情愉悦，避免长期精神紧张和焦虑。

（4）**增强体质**　加强体育锻炼，提高身体素质和机体免疫力。

第二十九章　单一性扁桃体炎

腭扁桃体是一对扁卵圆形的淋巴上皮器官，是由淋巴组织与上皮紧密连在一起所构成的特殊的防御器官。腭扁桃体位于腭舌弓与腭咽弓之间的扁桃体窝内，即消化道和呼吸道的交汇处。腭扁桃体分为内侧面（游离面）、外侧面（深面）以及上、下两极。其内面被覆黏膜，有10～30个深陷的小窝，称为扁桃体小窝。除内侧面外，其他部分均有结缔组织形成的被膜包裹。

扁桃体位于咽部的前下部分，其前下区域被腭舌弓所遮盖，而上端未被覆盖的部分则被由结缔组织构成的扁桃体体囊包裹，此囊仅通过疏松结缔组织与咽肌相连，这一结构特点使得该区域容易成为扁桃体周围脓肿的形成部位。咽淋巴环是一个复杂的防御系统，由腭扁桃体、咽扁桃体（又称为腺样体）、咽鼓管扁桃体及舌扁桃体共同组成。

扁桃体作为免疫系统的重要组成部分，能够产生淋巴细胞和抗体，从而发挥抗细菌、抗病毒的防御功能。咽部作为饮食和呼吸的必经通道，经常接触并易于隐藏病菌和异物，因此，咽部丰富的淋巴组织和扁桃体在这一特殊区域的防御、保护任务中起着至关重要的作用。然而，这一区域也极易受到溶血性链球菌、葡萄球菌和肺炎球菌等病菌的侵袭而发炎。这些病菌通常潜伏在人的咽部和扁桃体隐窝内，但在正常情况下，由于扁桃体表面上皮的完整性和黏液腺的持续分泌，它们能够随同脱落的上皮细胞一起从隐窝口排出，从而保持机体的健康状态。

当机体因过度疲劳、受凉等原因导致抵抗力下降，上皮防御功能减弱，腺体分泌功能降低时，扁桃体就容易遭受细菌感染而发炎。这种炎症常伴有畏寒、发热、头痛等症状，是儿童和青少年的常见病。慢性扁桃体炎则是由急性扁桃体炎反复发作所致，表现为咽部干燥、有堵塞感、分泌物黏稠且不易咳出，以及口臭等症状。其反复发作还可能诱发其他疾病，如慢性肾炎、关节炎、风湿性心脏病等，因此必须积极治疗。

从中医角度来看，扁桃体炎相当于"乳蛾"的范畴。急性扁桃体炎可视为"风热乳蛾"，多因气候骤变、寒热失调、肺卫不固等原因导致风热邪毒趁虚而入，或因过食烟酒等导致脾胃蕴热，或因外感风热失治而邪毒趁热内传肺胃，上灼喉核而发病。慢性扁桃体炎则相当于"虚火乳蛾"，多因风热乳蛾或温病之后余毒未清，邪热耗伤肺阴，或因素体阴虚加之劳倦过度导致肾阴亏损，虚火上炎而蒸喉核发病。

一、常见原因

（1）**病毒感染** 病毒侵入扁桃体组织，引发炎症反应，可能导致单侧扁桃体发炎。病毒性的扁桃体发炎多伴有感冒症状，且多属于急性扁桃体炎。血常规检查可能发现单核细胞增高，伴或不伴有中性粒细胞以及C反应蛋白增高。

（2）**细菌感染** 细菌侵入扁桃体组织，引起炎症反应，是临床症状较重且比较常见的扁桃体炎类型。血常规检查常呈现中性粒细胞增高，伴或不伴有白细胞及C反应蛋白增高。细菌感染引起的单侧扁桃体炎，检查时除扁桃体充血、发红外，扁桃体隐窝内以及扁桃体表面，还可以看到脓栓或脓性分泌物。

（3）**过敏性因素** 虽然较为少见，但过敏也可能引起单侧扁桃体炎。

（4）**邻近部位的炎症性病变** 牙龈炎、牙周脓肿、咽喉炎、鼻窦炎、鼻炎、支气管炎、肺炎等邻近部位的炎症性疾病，可能累及扁桃体，导致形成扁桃体周围炎。

（5）**咽部机械性损伤** 咽部受到机械性损伤，可能导致局部组织受损，从而引发炎症反应，导致单侧扁桃体发炎。

（6）**口腔卫生问题** 不注意口腔卫生，尤其是饭后不注意漱口，睡觉前不注意刷牙，扁桃体表面的细菌容易滋生并引发感染，形成脓肿。

（7）**其他因素** 扁桃体结石、扁桃体息肉等也可能引起单侧扁桃体炎。反复发作的单侧扁桃体炎，需要排除先天性疾病，如第二鳃裂瘘管等。

二、反射区位置

扁桃体炎在脚部的治疗反射区为扁桃体反射区。扁桃体反射区在双脚拇趾中端关节下方内、外两侧至趾根部。采用足反射靶向疗法主要对扁桃体炎初期效果明显，按摩方法采用点按或推按的手法从中端关节往近端关节的方向，手法偏重，称为泻法。每次按压30下，重复2～3次，效果立竿见影。图29-1为右脚示意图，左脚与右脚的反射区位置相同。

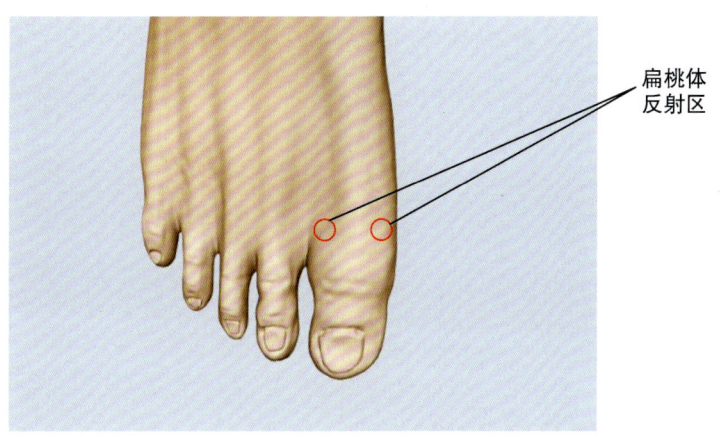

图 29-1　扁桃体反射区右脚示意图

三、预防措施

（1）**加强体育锻炼**　适当的体育锻炼能够提高机体免疫力，提高抵抗疾病的能力。建议选择合适的时间，如早上或傍晚进行体育锻炼，并根据自身情况选择适合的锻炼方式，如快走、慢跑、游泳、爬山等。锻炼时应以身体微微发热出汗为宜，避免过度劳累。

（2）**保持口腔卫生**　养成早晚刷牙、饭后漱口的习惯，以减少口腔内细菌感染的机会。刷牙时要确保每个角落都清洁到位，包括牙齿的外表面、咬合面、内侧以及舌苔。此外，可以使用淡盐水漱口，感到微咸为宜，或者使用专门针对慢性扁桃体炎的漱口液，以有效预防扁桃体炎的反复发作。

（3）**调整饮食习惯**　饮食应以清淡、易消化为主，适当多喝水，吃小米粥等清淡易消化的食物。避免过多摄入火锅、烤串、炸鸡、冰淇淋等辛辣寒凉刺激性食物，这些食物可能刺激扁桃体，增加发炎的风险。同时，要注意营养均衡，多吃新鲜的水果和蔬菜，如苹果、梨、番茄等。

（4）**注意天气变化**　随天气变化及时增减衣物，避免受凉。在空调房间中，室内外温差不可太大，温度不可调得太低，一般不要低于 25℃。将要外出时，先开门在门口适应半分钟，随后再出去。同时，要保持居室适宜的温度和湿度，空气要保持新鲜流通，温度以 18～22℃ 为宜，相对湿度以 45%～55% 为宜。

（5）**预防传染性疾病**　流感季节尽量少去人群密集的公共场所，以减少与病原体的接触机会。若必须前往，应佩戴口罩，以做好个人防护。在家中要多开窗通风，保持空气流通，以降低室内病菌的浓度。

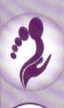

（6）及时治疗相关疾病 一旦患上急性扁桃体炎或其他感染性疾病，应及时就医并彻底治愈，以免留下后患或转为慢性炎症。同时，在机体存在其他感染性疾病时，也应该尽早进行治疗，避免病情加重，引起扁桃体炎。

第三十章　腮腺炎

腮腺是唾液腺中最大的腺体，位于两侧面颊近耳垂处，腮腺肿大以耳垂为中心，可以一侧或两侧。腮腺炎，也称为流行性腮腺炎或痄腮，是一种由腮腺炎病毒侵犯腮腺引起的急性呼吸道传染病。腮腺炎是儿童和青少年中常见的呼吸道传染病，成人中也有发病。腮腺炎病毒不仅侵犯腮腺，还可能侵犯神经系统和其他腺体组织，引发脑膜炎、卵巢炎、胰腺炎、心肌炎等多种并发症。腮腺炎的症状根据类型不同而有所差异，主要包括以下几种。①化脓性腮腺炎：常为单侧受累，双侧同时发生的情况较为罕见。在炎症早期，症状可能较为轻微或不明显，腮腺区可能出现轻微疼痛、肿大和压痛，导管口也可能有轻度红肿和疼痛。随着病程的进展，患者可能会出现发热、寒战以及单侧腮腺疼痛和肿胀加剧的症状。此时，腮腺及其表面皮肤会出现局部红肿热痛的表现。当病变进入化脓期时，挤压腮腺可见脓液从导管口流出。②流行性腮腺炎（病毒性腮腺炎）：最常见的腮腺炎类型，具有传染性。传染源主要为患者和隐性感染者，传播途径为呼吸道飞沫和密切接触。该疾病起病急骤，常伴有发热、头痛、食欲不佳等前驱症状。数小时至1~2日后，体温可迅速升至39℃以上，随后出现唾液腺肿胀，其中腮腺最常受累。腮腺肿大通常以耳垂为中心，向前、后、下发展，边缘不清，伴有轻度触痛。张口咀嚼及进食酸性饮食时，疼痛会加剧。局部皮肤发热、紧张发亮，但多不呈现红色。通常，一侧腮腺肿胀后2~4日会累及对侧。此外，颌下腺或舌下腺也可能受累，导致舌及颈部肿胀，并可能出现吞咽困难。腮腺管口在早期可能出现红肿，这有助于诊断。不典型病例可能始终不出现腮腺肿胀，而仅表现为单纯睾丸炎、脑膜脑炎的症状，或者仅见颌下腺或舌下腺肿胀。③自身免疫性腮腺炎：多见于慢性自身免疫性疾病患者，如干燥综合征、IgG4相关性疾病等。除了反复发生的腮腺肿大外，患者还可能伴有其他腺体、关节和脏器的累及和损伤。

一、常见原因

（1）*感染性因素*　①细菌感染：最常见的细菌为金黄色葡萄球菌，其次为链球菌。细菌感染常通过血液或淋巴液等途径侵入腮腺，引发急性化脓性腮腺炎。口腔卫生不良、局部损伤等因素也可能导致细菌侵入腮腺组织而发病。②病毒感染：腮腺炎病毒是引起流行性腮腺炎最常见的原因。病毒通过呼吸道传播，如咳嗽、打喷嚏等方式进入人体。感染后患者会出现发热、腮腺肿大等典型症状。其他病毒，如单纯疱疹病毒、带状疱疹病毒等，也可能引起腮腺炎，但相对较少见。

（2）**自身免疫性疾病** 如干燥综合征、米库利奇病、IgG4相关性疾病等，可能导致自身免疫功能紊乱。免疫系统错误地攻击自身腮腺组织，引发慢性腮腺炎。患者除了腮腺症状外，可能伴有其他自身免疫性疾病的表现。

（3）**腮腺管堵塞** 腮腺管是腮腺分泌物排出的通道。如果因为结石、炎症、黏液栓或肿瘤等原因发生堵塞，会导致分泌物无法排出。堵塞后可能引发细菌感染和腮腺炎。

（4）**其他因素** ①药物因素：某些药物可能引起腮腺肿胀和炎症，但这种情况较为罕见。②外伤：腮腺部位的外伤可能损伤腮腺组织，增加感染的风险，从而引发腮腺炎。③原因未明：部分腮腺炎病例的病因可能不明确，如慢性非特异性腮腺炎、复发性儿童腮腺炎等。

二、反射区位置

腮腺炎在脚部的治疗反射区为腮腺淋巴反射区。腮腺淋巴反射区在双脚拇趾中端关节外侧面。腮腺炎在人面部下颚两侧的位置，为主要发病区，针对病区在双脚对应位置寻找反射区确定治病点，由轻到重进行施压，若有痛感即治病点。图30-1为右脚示意图，左脚与右脚的反射区位置相同。

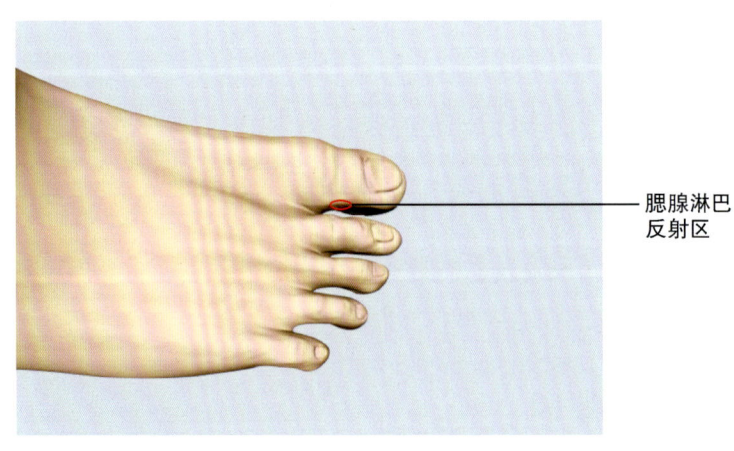

图30-1 腮腺淋巴反射区右脚示意图

三、预防措施

（1）**接种疫苗**　①接种腮腺炎疫苗：对于易感人群，特别是儿童和青少年，接种腮腺炎疫苗是预防腮腺炎的最有效手段。腮腺炎疫苗通常与麻疹、风疹疫苗联合接种，形成麻疹、腮腺炎、风疹（MMR）三联疫苗。接种疫苗后，机体会产生相应的抗体，从而有效预防腮腺炎病毒的感染。②按照计划免疫程序接种：建议未感染人群按照国家计划免疫程序或个人意愿，在医生指导下适时进行疫苗接种。确保疫苗接种的及时性和有效性。

（2）**注意个人卫生**　①勤洗手：养成良好的卫生习惯，饭前便后及外出归来时及时洗手，使用肥皂和流动水清洗双手至少20秒。这有助于减少病原体传播的机会，降低感染风险。②保持室内空气流通：定期开窗通风，保持室内空气新鲜流通。这有助于降低室内病原体的浓度，减少感染的可能性。③避免接触患者：腮腺炎具有传染性，应尽量避免与腮腺炎患者直接接触。如果身边有腮腺炎患者，要保持一定的距离，并佩戴口罩以减少接触飞沫的风险。

（3）**合理饮食与加强锻炼**　①合理饮食：多吃富含维生素和膳食纤维的蔬菜和水果，如苹果、橙子、番茄等。同时，摄入足够的蛋白质，如瘦肉、牛奶、豆制品等。保证机体的营养均衡，增强免疫功能，从而预防腮腺炎的发生。②加强锻炼：适当参加户外运动，如跑步、爬山、游泳等。运动可以增强体质，提高抵抗力，有助于预防腮腺炎等呼吸道传染病。但是，运动要注意适量，避免过度劳累。

（4）**避免去人口密集的地方**　①减少外出：在腮腺炎高发季节，尽量减少外出，特别是避免去人口密集的地方。如果必须外出，要佩戴口罩以减少接触飞沫的风险。②避免长时间待在密闭环境中：密闭环境中病原体浓度较高，容易引发感染。因此，要避免长时间待在密闭的环境中，如密闭的办公室或教室等。

（5）**及时就诊与治疗**　①密切观察症状：如果出现腮腺炎疑似症状，如腮腺肿大、疼痛、发热等，要及时前往医院就诊以确诊并接受适当治疗。②隔离治疗：一旦确诊为腮腺炎患者，要按照医生的建议进行隔离治疗，避免与他人接触以防止传染。

第三十一章　食管疾病

食管，也被称为食道，是一条连接咽部和胃部的细长管道，是饮食入胃的通道。它位于胸腔内，上与咽部相连，在气管后方沿胸椎向下延续，穿过膈肌的食管裂孔，与胃的贲门相连。食管的全长约25cm，依其所在部位可分为颈部、胸部和腹部3段。食管是一条扁长的肌性管道，由肌肉和黏膜组成。黏膜层内含有分泌腺，可以分泌黏液，起到润滑和保护食管的作用。食管通过肌肉的收缩蠕动，将吞咽的食物研磨成小块并推送到胃部，有利于进一步的消化、吸收。食管下段与胃部交界的地方有一个高压区，称为食管下括约肌。这个结构在吞咽时松弛，允许食物进入胃内；而在不吞咽时则收缩，防止胃内容物反流入食管，从而保护食管黏膜不受刺激。食管黏膜具有屏障作用，可以抵抗反流物对食管的损伤。当发生胃食管反流时，食管的自发、继发蠕动性收缩会将反流的物质排入胃内。食管有3个生理性狭窄，这些狭窄是异物易停留的地方，也是食管癌的好发部位。①食管的起始处，即第6颈椎椎体下缘水平。②食管与左主支气管交叉处，相当于胸骨角水平。③食管穿过膈肌的食管裂孔处，相当于第10胸椎水平。

食管可能发生的疾病有多种，包括但不限于以下几种。

（1）**反流性食管炎**　食管下括约肌松弛等原因，导致胃内容物反流至食管，引起的食管炎症性病变。

（2）**食管癌**　发生在食管上皮的恶性肿瘤，通常与长期吸烟和饮酒、不良饮食习惯等因素有关。

（3）**食管息肉**　因食管黏膜上皮细胞增生而引起的一种良性肿瘤，可能导致吞咽困难、呕吐、胸痛等症状。

（4）**其他食管疾病**　如食管囊肿、贲门失弛缓症、霉菌性食管炎、食管黏膜下病变、食管结核等。

一、常见原因

（1）胃酸反流与食管炎症 ①胃酸过多：胃酸过多可能由遗传、饮食、药物等因素引起。当胃酸过多时，容易反流到食管，导致食管黏膜受损，从而引发炎症，如反流性食管炎。②食管下括约肌功能失调：食管下括约肌是防止胃内容物反流到食管的重要结构。当括约肌功能失调时，胃酸等胃内容物容易反流到食管，导致食管炎。此外，贲门失弛缓症也是一种食管下括约肌松弛障碍的疾病，会导致食物通过困难，出现吞咽不畅、胸痛等症状。

（2）不良生活习惯与食管损伤 ①饮食因素：长期食用过热、过硬、高脂肪、油腻、辛辣等刺激性食物等，容易导致胃酸分泌过多，增加胃酸反流的发生风险，从而损伤食管黏膜。此外，过量饮食、进食过快等不良饮食习惯也会加重食管疾病症状。②吸烟与饮酒：吸烟会降低食管下括约肌的压力，使胃酸更容易反流到食管。同时，吸烟还会导致食管黏膜受损，加重炎症。长期饮酒则可能增加患食管癌的风险。

（3）感染与炎症 ①幽门螺杆菌感染：幽门螺杆菌感染可能导致胃酸和胃蛋白酶通过松弛的贲门向上反流至食管，造成食管黏膜损伤，形成溃疡。②霉菌感染：长期使用广谱抗生素、糖皮质激素等药物可能导致霉菌感染，进而引发霉菌性食管炎。

（4）遗传因素与食管疾病 食管息肉等食管疾病可能与遗传因素有关。若家族里有食管息肉或食管癌患者，其家族直系亲属出现食管疾病的概率可能会增加。

（5）其他因素 ①肥胖：肥胖是反流性食管炎的一个重要危险因素。肥胖者腹内压较高，容易使胃酸反流到食管。肥胖还可能导致食管下括约肌功能减弱，进一步加重反流性食管炎症状。②药物因素：某些药物如非甾体抗炎药、抗生素等可能对食管黏膜产生刺激或损伤，从而引发食管疾病。③食管结构与功能异常：如食管裂孔疝、食管憩室等食管结构与功能异常也可能导致食管疾病的发生。

二、反射区位置

食管疾病（食管癌、食管狭窄、食管疼痛、吞咽困难）在脚部的治疗反射区为食管反射区。食管反射区在双脚拇趾近端关节和跖骨的上端中间位置。一般来讲，食管在贲门以上胸前正中位置有不适感时，应立即采用足反射靶向疗法治疗，较轻症状都会有立竿见影的效果，严重者需要不同时间段的治疗。选对反射区后，重手法由脚拇趾的近端关节往跖骨方向按压，一旦发现反射区内有阳性物，需要长期治疗，直至阳性物消失。图31-1为左脚示意图，右脚与左脚的反射区位置相同。

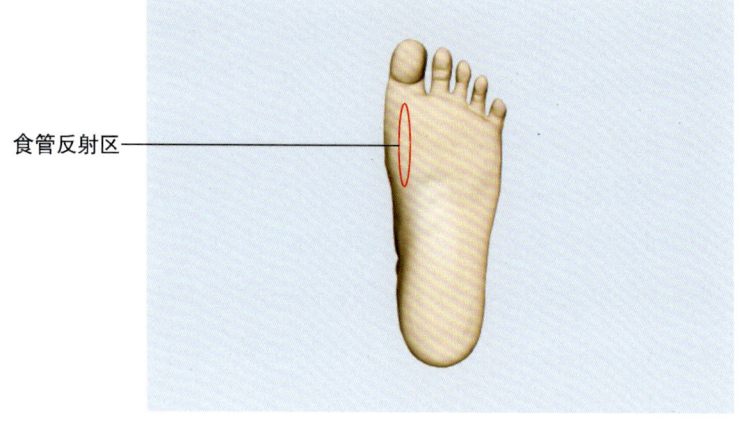

图31-1　食管反射区左脚示意图

三、预防措施

（1）调整饮食习惯　①均衡饮食：保持饮食均衡，摄入足够的蛋白质、维生素和矿物质，以维护食管黏膜的正常功能。建议多吃新鲜蔬菜、水果、全谷类食物等。②避免刺激性食物：辛辣、油腻、过烫、过冷及腌制食品（如酸菜、咸鱼等）都可能刺激食管黏膜，增加食管疾病的发生风险。因此，应尽量避免食用这些食物。③远离烟酒：吸烟和饮酒是食管疾病的主要风险因素之一。吸烟会增加食管黏膜的癌变风险，而长期大量饮酒则可能导致食管炎和食管癌。因此，应戒烟限酒。④细嚼慢咽：进食时细嚼慢咽有助于减轻食管的负担，避免食管黏膜受损。

（2）改善生活方式　①加强锻炼：适度的运动有助于促进食管蠕动，加速食物在食管中的传输，减少食管黏膜的损伤。建议每周进行至少150分钟的中等强度运动，如快走、游泳等。②控制体重：肥胖人群患食管疾病的风险较高。保持健康的体重有助于降低食管疾病的发病率。③避免过度饮食：过度饮食可能导致胃内压力升高，引发胃食管反流。建议遵循"三餐规律、八分饱"的饮食原则，避免暴饮暴食。④提高床头高度：将床头抬高15～20cm，以减少夜间胃食管反流的发生。⑤穿着宽松：穿着紧身衣物可能增加腹压，加重胃食管反流。因此，建议选择宽松舒适的衣物。

（3）药物与心理支持　①避免使用降低食管下括约肌压力的药物：某些药物可能会降低食管下括约肌的压力，从而增加食管疾病的发生风险。因此，在使用药物时应咨询医生，避免使用这类药物。②心理支持：食管疾病患者可能因吞咽困难、疼痛等症状而产生焦虑、抑郁等心理问题。因此，家属和医护人员应给予患者充分的心理支持，帮助患者树立战胜疾病的信心。

（4）定期体检与及时就医　①定期体检：定期进行身体检查有助于及早发现食管疾病的迹象，从而采取相应的治疗措施。②及时就医：一旦发现口腔或食管炎症等食管疾病的早期症状，应及时就医，以免延误病情。

第三十二章　阻塞性睡眠呼吸暂停低通气综合征

阻塞性睡眠呼吸暂停低通气综合征（OSAHS）是伴有日间症状，并且夜间睡眠呼吸障碍事件超过一定标准（如≥5次/小时）的一类睡眠呼吸紊乱疾病。临床表现有夜间睡眠打鼾伴呼吸暂停和白天嗜睡。由于呼吸暂停引起反复发作的夜间低氧和高碳酸血症，可导致高血压、冠心病、糖尿病和脑血管疾病等并发症及交通事故，甚至出现夜间猝死。因此，阻塞性睡眠呼吸暂停低通气综合征是一种有潜在致死性的睡眠呼吸疾病。嗜睡和注意力不集中是阻塞性睡眠呼吸暂停低通气综合征的常见症状，患者在白天可能感到困倦乏力，注意力不集中，影响工作效率和生活质量。其他临床表现包括健忘、易怒、记忆力减退、短时间内脾气和情绪的明显变化等。此外，患者还可能出现夜间打鼾、呼吸暂停、憋醒等症状。对于儿童患者，阻塞性睡眠呼吸暂停低通气综合征还可能影响生长发育，导致身高、体重等生长指标落后。

一、常见原因

（1）**上呼吸道解剖结构异常**　这是导致阻塞性睡眠呼吸暂停低通气综合征的主要因素之一。常见的上呼吸道解剖结构异常包括鼻腔及鼻咽部狭窄（如鼻中隔偏曲、鼻息肉、鼻窦炎、腺样体肥大等）、口咽部狭窄（如扁桃体肥大、悬雍垂过长或过粗、舌根肥厚、咽腔狭窄等）、喉腔及喉咽狭窄（如会厌卷曲、喉腔畸形等）。这些结构异常可能导致上呼吸道在睡眠时发生塌陷和阻塞，从而影响通气。

（2）**肥胖**　肥胖人群由于体内脂肪堆积，可能导致上呼吸道周围脂肪组织增多，进而引起上呼吸道管腔狭窄。此外，肥胖还可能影响上呼吸道扩张肌的张力，使其更容易塌陷。

（3）**年龄和性别**　阻塞性睡眠呼吸暂停低通气综合征在成年男性中更为常见，这可能与男性上呼吸道解剖结构特点及激素水平有关。随着年龄的增长，上呼吸道肌肉和软组织可能发生松弛，从而增加患阻塞性睡眠呼吸暂停低通气综合征的风险。

（4）遗传因素 研究表明，阻塞性睡眠呼吸暂停低通气综合征具有一定的家族聚集性，遗传因素在其发病中起重要作用。家族中有阻塞性睡眠呼吸暂停低通气综合征史的人，其患病风险可能更高。

（5）饮酒和药物 酒精和某些药物（如镇静剂、安眠药等）可能抑制中枢神经系统，导致上呼吸道肌肉松弛，从而增加患阻塞性睡眠呼吸暂停低通气综合征的风险。

（6）其他因素 如长期吸烟，患有慢性阻塞性肺疾病、脑血管疾病等，也可能增加患阻塞性睡眠呼吸暂停低通气综合征的风险。

二、反射区位置

阻塞性睡眠呼吸暂停低通气综合征在脚部的治疗反射区为打鼾呼吸暂停反射区。打鼾呼吸暂停反射区在双脚拇趾外侧，远端关节和中端关节骨缝处至拇趾根部。阻塞性睡眠呼吸暂停低通气综合征多为慢性疾病，一般采用取足反射靶向疗法多疗程治疗，每疗程点按30次，可1日2～3次。阻塞性睡眠呼吸暂停低通气综合征与其他因素也有关系，所以治疗时应结合其他因素反射区进行治疗。图32-1为右脚示意图，左脚与右脚的反射区位置相同。

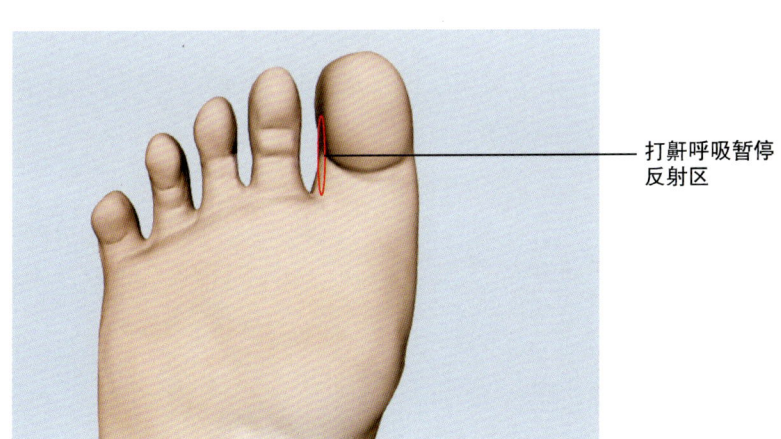

图32-1　打鼾呼吸暂停反射区右脚示意图

三、预防措施

（1）调整生活习惯 ①合理饮食与控制体重：保持均衡的饮食，避免高脂肪、高糖和高盐的食物，多吃蔬菜和水果，培养少油、少糖、少盐的饮食习惯。肥胖是引发阻塞性睡眠呼吸暂停低通气综合征的高危因素，因此控制体重对于预防该病至关重要。②戒烟与限酒：吸烟和饮酒都会增加阻塞性睡眠呼吸暂停低通气综合征的发生风险。烟草中的有害物质会损害上呼吸道，而酒精则会抑制中枢神经系统，导致上呼吸道肌肉松弛。因此，戒烟和限酒是预防阻塞性睡眠呼吸暂停低通气综合征的重要措施。

（2）**改善睡眠环境** ①优化睡眠姿势：侧卧位睡眠有助于减少上呼吸道塌陷的风险，尤其是右侧卧位。可以在后背垫一个小球以保持侧卧位。避免仰卧位，因为仰卧位可能加重舌根后倾和上呼吸道阻塞。②提高睡眠质量：保持规律的作息时间，尽量在晚上 11 时之前入睡，并确保睡眠环境的安静和舒适。避免在睡前进行刺激性的活动，如看手机或玩电子游戏。

（3）**积极防治基础疾病** ①控制高血压与糖尿病：高血压和糖尿病是阻塞性睡眠呼吸暂停低通气综合征的常见合并症，且可能相互加重。因此，对于已经患有这些疾病的患者，应积极治疗并控制病情。②及时治疗上呼吸道疾病：患有鼻炎、鼻窦炎、感冒等上呼吸道疾病的患者，应及时治疗以解除呼吸道阻塞情况，保持鼻腔、气道通畅。

（4）**加强锻炼与提高免疫力** ①适当锻炼：进行适当的有氧运动，如散步、慢跑、游泳等，可以提高机体免疫力，改善上呼吸道肌肉的张力，从而有助于预防阻塞性睡眠呼吸暂停低通气综合征。②保持良好的心态：保持愉快的心情和良好的心态，避免过度焦虑和压力过大，以减少阻塞性睡眠呼吸暂停低通气综合征的发生风险。

第三十三章　甲状腺疾病

甲状腺疾病是一组常见的内分泌系统疾病，主要影响甲状腺的功能和结构。甲状腺疾病指甲状腺组织本身或其功能出现异常，导致机体代谢、生长发育等生理过程受到干扰的一类疾病。根据病变性质，甲状腺疾病可分为甲状腺功能亢进症、甲状腺功能减退症、甲状腺炎、甲状腺结节和甲状腺癌等。不同的甲状腺疾病，临床表现不同，最常见的包括以下几个方面。①甲状腺功能亢进症：表现为心慌、出汗、消瘦、食欲亢进、脾气暴躁，女性月经失调，男性出现阳痿等。②甲状腺功能减退症：表现为低代谢症候群，即乏力、爱困、体重增加、皮肤粗糙、表情淡漠、心率减慢、怕冷，甚至出现下肢水肿，多浆膜腔积液，包括胸腔积液、腹水、心包积液，造成胸闷、憋气、腹胀等现象。③甲状腺炎：可能出现甲状腺疼痛、肿大、发热等症状。④甲状腺结节：表现为甲状腺内出现一个或多个肿块，可伴吞咽动作随甲状腺而上下移动。⑤甲状腺癌：早期可能无明显症状，随着病情发展，可能出现颈部肿块、呼吸困难、吞咽困难等症状。

一、常见原因

（1）**碘摄入异常**　①碘缺乏：碘是合成甲状腺激素的必需元素，摄入不足可能导致甲状腺肿大，严重时会形成地方性甲状腺肿。②碘过量：过量摄入碘也可能对甲状腺功能产生不良影响，如诱发或加重甲状腺功能亢进症。

（2）**免疫系统异常**　某些甲状腺疾病，如Graves病和桥本氏甲状腺炎，是由免疫系统异常引起的。在这些疾病中，免疫系统会攻击甲状腺组织，导致其功能异常。

（3）**家族遗传**　甲状腺疾病具有一定的遗传倾向。家族中有甲状腺疾病史的人更容易患上此类疾病，这表明遗传因素在甲状腺疾病的发病中扮演重要角色。

（4）**环境因素**　①辐射暴露：长期暴露于电离辐射下可能增加甲状腺肿瘤的发生风险。例如，放射治疗、核事故等都可能导致甲状腺受到辐射损伤。

②化学物质：某些化学物质，如硫氰酸盐、高氯酸盐等，也可能对甲状腺功能产生不利影响。③环境污染：环境中的污染物也可能对甲状腺造成损害，从而引发甲状腺疾病。

（5）生活方式　①精神压力：长期精神压力过大可能对甲状腺功能产生不良影响，增加甲状腺疾病的发生风险。②不良生活习惯：如吸烟、酗酒、不规律作息等不良生活习惯可能增加甲状腺疾病的发生风险。烟草中的硫氰酸盐就可能对甲状腺造成影响。

（6）药物影响　某些药物如抗心律失常药、抗精神病药、肿瘤化疗药以及氨碘酮等，都可能影响甲状腺功能或直接损伤甲状腺组织。

（7）其他因素　①年龄：随着年龄的增长，甲状腺结节的发病率会逐渐升高，这与甲状腺细胞随年龄增长而增殖有关。②内分泌疾病：如肢端肥大症、库欣综合征等内分泌疾病，也可能导致甲状腺功能异常。

二、反射区位置

甲状腺疾病在脚部的治疗反射区为甲状腺反射区。甲状腺反射区在双脚拇趾下方跖骨上段外侧骨缝处。提高甲状腺功能是最重要的，足反射靶向疗法通过按压甲状腺反射区对调理甲状腺功能有一定的效果。甲状腺疾病治疗时间长，反射区的疼痛消失，甲状腺功能即可得到修复。甲状腺功能亢进症致眼睛外突症状时，应配合眼睛的相关反射区进行治疗。图33-1为左脚示意图，右脚与左脚的反射区位置相同。

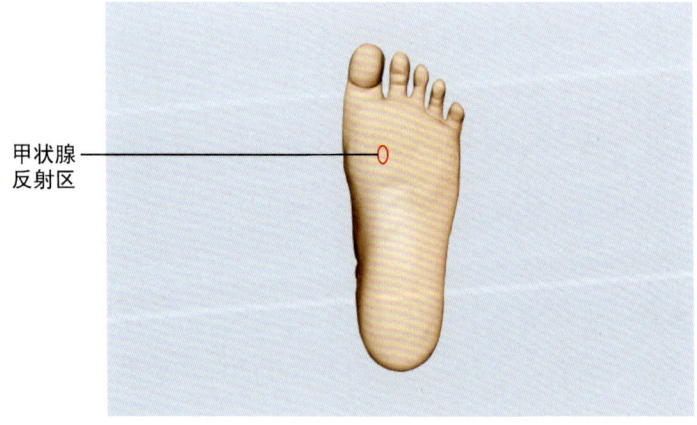

图33-1　甲状腺反射区左脚示意图

三、预防措施

（1）**饮食调理**　①均衡营养：确保每日食物中蛋白质、脂肪和糖类的比例适当，以维持机体新陈代谢的稳定状态。②控制碘摄入：合理搭配三餐中的食材种类，控制海带、紫菜等含碘量较高的食物摄入频率，防止因长期过量摄入导致甲状腺功能亢进症；对于甲状腺功能减退症患者而言，则要增加此类食物的摄入量以满足身体需求。碘的每日摄入量建议控制在 100～200μg。③清淡饮食：减少食用高盐分或加工食品，提倡多摄取新鲜蔬菜与水果，如蓝莓、草莓、菠菜等富含维生素和抗氧化物质的食物，有助于保持甲状腺健康。

（2）**生活习惯**　①保证充足睡眠：充足的睡眠有利于内分泌系统的正常运作，对甲状腺健康有益。成人每晚应保证 7～8 小时的高质量睡眠，可通过制订规律作息来实现。②适量运动：适当的体育锻炼能够增强体质，提高机体免疫力，减少甲状腺疾病的发生率。可以根据个人情况选择如慢跑、游泳、跳绳等有氧运动，每周至少进行 3 次，每次持续 30 分钟以上。③避免不良刺激：减少接触有害化学物质，如农药、放射性物质等；避免口服雌激素，以免诱发甲状腺肿瘤的发生；同时要避免吸烟、酗酒等不良生活习惯。

（3）**定期体检**　定期进行甲状腺检查可以早期发现异常情况并及时处理，降低患病风险。建议每年至少进行 1 次甲状腺功能检测，特别是有家族史者及存在自身免疫性疾病的人应更加关注甲状腺健康。

（4）**心理健康**　保持良好的心态和情绪稳定对于预防甲状腺疾病也至关重要。长期的精神压力和情绪波动可能导致免疫力下降，从而增加甲状腺疾病的发生风险。因此，可以通过冥想、练瑜伽或其他放松技术来管理压力，保持心态平衡。

第三十四章　胆囊炎

胆囊炎是一种常见的胆道疾病，指的是多种因素引起的胆囊急性或慢性炎症过程，常为胆囊结石的并发症，也可在无胆囊结石时发生。胆囊炎是较常见的疾病，发病率较高。按病程分类，胆囊炎可分为急性胆囊炎和慢性胆囊炎。急性胆囊炎的症状为右上腹疼痛、发热、恶心、呕吐、食欲减退等。慢性胆囊炎的症状为右上腹隐痛、胀气、消化不良等。按是否伴有结石，胆囊炎可分为结石性胆囊炎和非结石性胆囊炎。特殊类型胆囊炎主要有复发性胆囊炎和急性化脓性胆囊炎。

一、常见原因

（1）**胆石症**　胆石症是胆囊炎最常见的原因。当体内的胆固醇、胆色素或钙盐等物质在胆汁中过多沉积时，就可能形成胆石。胆石可能嵌顿在胆囊颈部或胆囊管中，导致胆汁排出不畅，胆汁浓缩后损伤胆囊黏膜，从而引发炎症。

（2）**细菌感染**　细菌可以通过胆道进入胆囊，引起胆囊内感染。此外，空气中的细菌、大肠埃希菌、金黄色葡萄球菌、铜绿假单胞菌等也可能感染胆囊。细菌感染会导致胆囊壁发生炎症反应，出现疼痛、发热等症状。

（3）**胆固醇代谢异常**　胆固醇代谢异常可能导致胆汁中胆固醇含量过高，进而形成胆石。同时，胆固醇代谢异常还可能影响胆囊壁的生理功能，使其更容易发生炎症。长期的胆固醇代谢异常不仅会增加患胆囊炎的风险，而且可能引发其他胆道疾病。

（4）**饮食不当**　长期摄入高脂肪、高胆固醇、高糖的食物，以及暴饮暴食、饮食不规律等不良饮食习惯容易导致胆石症和胆固醇代谢异常，进而引发胆囊炎。同时，食物中的某些成分还可能直接刺激胆囊黏膜，引发炎症反应。

（5）**自身免疫问题**　自身免疫疾病如系统性红斑狼疮、硬皮病等，可能导致胆囊炎。此外，某些药物如避孕药、激素等也可能引发胆囊炎。自身免疫问题导致的胆囊炎通常较难治疗，需要综合考虑患者的具体情况进行个性化治疗。

（6）其他因素 ①胆囊排空障碍：胆囊收缩功能障碍、胆囊颈部或胆总管阻塞等导致胆囊不能正常排空胆汁，胆汁淤积进而诱发胆囊炎。②药物和化学刺激：长期使用某些药物（如头孢曲松等）或接触某些化学物质（如苯、甲醛等）也可能导致胆囊炎。

二、反射区位置

胆囊炎在脚部的治疗反射区为胆囊反射区。胆囊反射区在右脚底第3、第4跖骨中间骨缝偏上处和第4跖骨骨面偏上处。足反射靶向疗法对治疗急性胆囊炎有立竿见影的效果。急性胆囊炎发作时会出现呕吐、腰后疼痛、右侧肋下疼痛，一旦出现这些症状，应立即采用足反射靶向疗法以重手法点按反射区，可以重复2~3次，每次30下，20~30分钟后症状消失。图34-1为右脚示意图，该反射区仅存在于右脚。

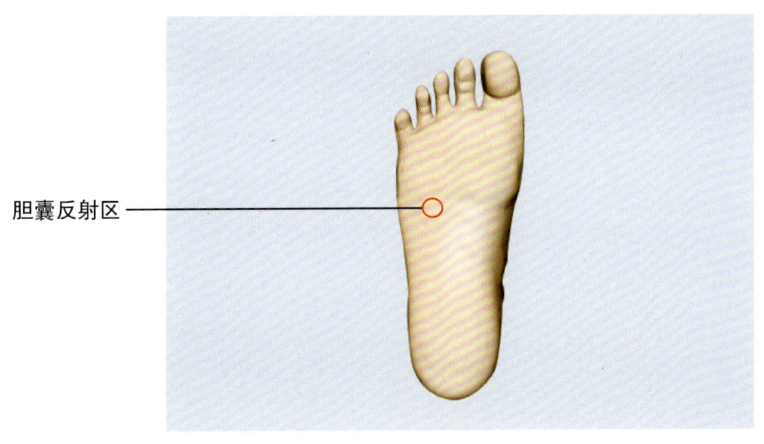

图34-1 胆囊反射区右脚示意图

三、预防措施

（1）饮食调整 ①低脂饮食：减少高脂肪食物的摄入，如油炸食物、奶油、肥肉等，以降低胆汁分泌过多导致的胆囊负担。②高纤维饮食：增加蔬菜、水果、全麦面包、谷类、豆类等高纤维食物的摄入，以利于消化食物和排泄废物，减轻胆囊负担。③规律饮食：避免饥一餐、饱一顿，尽量做到定时定量，以利于胆汁的规律排出。④避免刺激性食物：尽量减少辛辣、生冷、油腻等刺激性食物的摄入，以免刺激胆囊，引发疼痛。

（2）**生活习惯** ①保持合理体重：肥胖是胆囊炎的重要诱因之一，通过合理饮食和锻炼，控制体重在正常范围内，有助于预防胆囊炎。②注意保暖：避免腹部受凉，因为肚子受凉后会刺激迷走神经，使胆囊强烈收缩，可能诱发胆囊炎。③避免过度劳累：过度劳累会导致机体免疫力下降，容易引发胆囊炎。要注意劳逸结合，保持充足的睡眠，避免过度劳累。

（3）**定期体检** 定期进行体检，尤其是肝胆彩超检查，有助于早期发现胆囊的病变。对于患有胆石症、高血压、糖尿病等疾病的人，更应加强体检，及时了解胆囊健康状况，以便早期发现、早期治疗。

（4）**注意个人卫生** ①饮食卫生：注意手卫生和食物卫生，尽量少吃生冷食物，避免寄生虫感染，如胆道蛔虫感染，以降低诱发胆囊炎的风险。②及时治疗相关疾病：一旦发现有能够引起胆囊炎的疾病，如胆石症、胆汁淤积等，就需要积极进行治疗，以防止胆囊炎的发生。

（5）**保持良好心态** 情绪波动会影响胆汁的分泌和排出，进而诱发胆囊炎。因此，保持良好的心态，避免焦虑、抑郁等负面情绪，有助于预防胆囊炎的发生。

第三十五章　阑尾炎

阑尾炎是由阑尾腔内梗阻、细菌感染等多种因素引起的阑尾炎症性病变。根据病程分为急性阑尾炎和慢性阑尾炎两种。临床常表现为右下腹痛、发热、恶心、呕吐等。内镜下可见阑尾开口肿胀、发红及脓液流出等。病情严重时，可能出现右下腹的压痛、反跳痛和腹肌紧张等腹膜刺激症状。

一、常见原因

（1）阑尾管腔阻塞　这是急性阑尾炎最常见的原因。阑尾管腔细长且一端为盲端，容易发生管腔阻塞。阻塞的原因可能包括淋巴滤泡增生、粪石、异物、炎性狭窄、食物残渣、蛔虫、肿瘤等。这些阻塞物会导致阑尾管腔内的压力升高，血液供应受阻，从而使得阑尾黏膜受损并引发炎症。

（2）细菌入侵　在阑尾管腔阻塞的基础上，细菌可以大量繁殖并分泌毒素，进一步损伤阑尾黏膜，从而引发阑尾炎。这些细菌通常来自肠道内的常驻菌群，如大肠杆菌、厌氧菌等。

（3）其他因素　除了上述两种主要原因外，一些其他因素也可能导致阑尾炎的发生。例如，胃肠道功能障碍可能导致阑尾排空障碍，从而增加患阑尾炎的风险。此外，不良的生活习惯、饮食习惯以及机体免疫力下降等因素也可能对阑尾炎的发生产生一定影响。

二、反射区位置

阑尾炎在脚部的治疗反射区为盲肠阑尾反射区。盲肠阑尾反射区的位置在右脚底面跟骨上 1/3 外凸点处。阑尾炎的急性发作运用足反射靶向疗法治疗，症状会在 20 分钟左右消失，效果明显。采用重手法进行治疗，以点按为主，30 下为 1 次，可重复 2～3 次，反射区疼痛消失症状消失。图 35-1 为右脚示意图，该反射区仅存在于右脚。

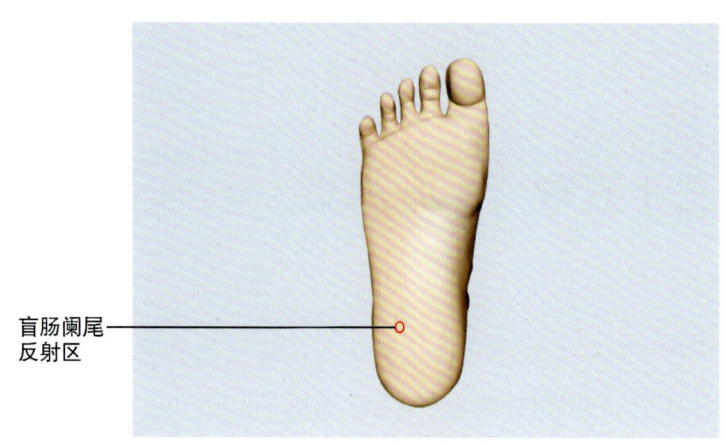

图 35-1　盲肠阑尾反射区右脚示意图

三、预防措施

（1）**合理饮食**　养成规律的饮食习惯，避免暴饮暴食，尽量做到定时定量。饮食应以清淡为主，避免过多摄入油腻、生冷、辛辣等刺激性食物。加强营养均衡，每日摄取适量的蔬菜、水果、豆类和蛋白质类食物，如海鱼、肉类、鸡蛋等。避免食用腌制食品或油炸食品，多食用新鲜蔬菜。尽量避免摄入过多的糖分、盐分和大量脂肪。

（2）**增强体质**　积极参加户外活动和体力劳动，如散步、慢跑、游泳等，以增强体质，提高机体免疫力。通过锻炼促进消化系统的健康，加强胃肠功能，有助于预防阑尾炎。

（3）**注意保暖**　注意观察温度变化，及时添加衣物，避免腹部受寒。寒冷季节要注意保暖，避免感冒，因为感冒可能导致阑尾黏膜下的淋巴滤泡增生，进而阻塞阑尾管腔开口，诱发阑尾炎。

（4）**注意卫生**　避免进食不洁的食物，预防食物中毒，尤其是不熟的食品。注意个人卫生，勤洗手，避免细菌通过手口途径进入体内。

（5）**情绪与作息管理**　避免过于激动，保持良好的心理状态，多休息，注意情绪管理。养成良好的作息习惯，避免熬夜和过度劳累，保证充足的睡眠。

（6）**定期检查**　定期进行身体检查，特别是消化系统方面的检查，以便及时发现阑尾炎的症状并进行治疗。对于高危人群，如有慢性胰腺炎、肝炎等病史者，应定期行腹部彩超检查，及早发现并及时干预。

（7）**预防保健**　足反射靶向疗法是预防和保健并存的针对阑尾炎最佳的方法。经常运用足反射靶向疗法，此症状治愈后不会复发。

第三十六章　肘关节疼痛

肘关节疼痛，特别是当诊断为肘关节炎时，是一个涉及肘关节内部结构和功能的复杂问题。肘关节骨关节炎指肘关节遭受急、慢性创伤后所引起的关节软骨退行性变化与继发性骨质增生。这种炎症可能是由多种原因引起的，包括但不限于退行性变化（如骨关节炎）、自身免疫性疾病（如类风湿关节炎）、创伤后关节炎或感染性关节炎等。

一、常见原因

（1）**骨关节炎**　随着年龄的增长，肘关节的软骨逐渐磨损，关节间隙变窄，骨与骨之间的直接摩擦增加，导致肘关节炎症和疼痛。这是肘关节炎最常见的病因之一。

（2）**自身免疫性疾病**　①类风湿关节炎：这是一种全身性的自身免疫性疾病，可累及肘关节，导致滑膜炎症、软骨和骨质破坏，出现疼痛、僵硬和畸形。②强直性脊柱炎：虽然主要影响脊柱，但也可能累及肘关节，导致炎症和疼痛。

（3）**创伤**　①关节内骨折：如肘关节骨折后未能完全恢复，可能导致关节面不平整，进而引发创伤性关节炎。②肘关节脱位：脱位可能导致关节囊和韧带的损伤，进而引发炎症和疼痛。③软骨损伤：如关节软骨的撕裂或磨损，可能导致肘关节炎症。

（4）**感染**　①化脓性关节炎：细菌通过伤口或血液传播至肘关节，引发化脓性关节炎，出现红肿热痛和功能障碍。②结核性关节炎：由结核分枝杆菌感染引起，可能导致肘关节的炎症和疼痛。

（5）**其他因素**　①过度使用：如长期进行网球、高尔夫球等需要频繁使用肘关节的运动，或进行重复性机械性工作，可能导致肘关节的过度使用和劳损，进而引发炎症和疼痛。②代谢性疾病：如痛风等，可能导致尿酸结晶在肘关节沉积，引发炎症和疼痛。

二、反射区位置

肘关节疼痛（肘关节骨关节炎）在脚部的治疗反射区为肘关节反射区。肘关节反射区在双脚背第4、第5跖骨，靠近外侧楔骨处横向延伸至第5跖骨粗隆上沿，着重以第4、第5跖骨中间位置为主。肘关节疼痛属于一种常见的运动系统疾病，严重时伸展受限，不能持重物，足反射靶向疗法治疗肘关节疼痛有立竿见影的效果（针对症状初期）。图36-1为右脚示意图，左脚与右脚的反射区位置相同。

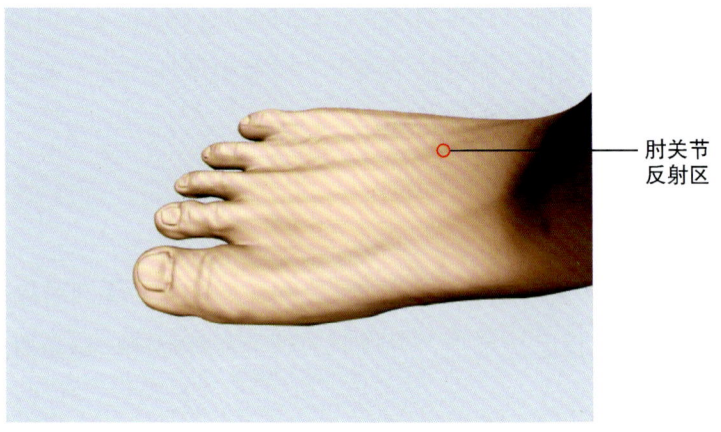

图36-1 肘关节反射区右脚示意图

三、预防措施

（1）日常护理与生活习惯调整 ①劳逸结合：避免长时间连续使用肘关节进行工作或活动，注意休息，给肘关节充分的恢复时间。在工作或劳动中，可以适时变换姿势，减轻肘关节的负担。②合理规划饮食：保持均衡的饮食，摄入足够的钙、维生素D等营养素，以利于维持骨骼和关节的健康。同时，控制体重，避免肥胖增加肘关节的负担。③注意保暖：避免肘关节受寒，尤其是在寒冷或潮湿的环境中，要注意加强保暖措施，如佩戴护肘等。

（2）正确运动与锻炼 ①适度运动：进行适度的有氧运动，如散步、游泳等，可以增强肌肉力量，提高关节的稳定性。同时，避免过度使用肘关节进行剧烈运动或重复性活动。②正确姿势：在进行日常活动或运动时，保持正确的姿势和动作，避免给肘关节带来过大的压力或损伤。③加强锻炼：在医生指导下进行肘部肌肉、骨骼的锻炼，如进行手臂弯曲和伸展、旋转运动等，以增强肌肉力量,提高关节的灵活性。

(3) 避免外伤与及时治疗 ①避免外伤:在进行运动或户外活动时,要注意安全,避免肘关节受到撞击或跌倒等外伤。②及时治疗:如果肘关节出现疼痛、肿胀等症状,要及时就医并遵医嘱进行治疗。避免病情恶化,引发肘关节炎等严重问题。

(4) 其他预防措施 ①定期体检:定期进行身体检查,包括关节检查,以利于及早发现潜在的健康问题,并采取相应的预防措施。②保持健康心态:保持良好的心态和情绪状态,以利于减轻身体压力,降低患病风险。

第三十七章 尿道炎

尿道炎是各种生物、物理、化学等原因所致的尿道炎症反应，分为原发性尿道炎和继发性尿道炎。原发性尿道炎指因为感染性、化学性、机械性及非感染性炎性因素（如莱特尔综合征、白塞病、韦氏肉芽肿）等造成的尿道炎症改变；继发性尿道炎多发生于留置尿管和存在尿道狭窄的患者。临床表现为尿频、尿急和尿痛等。

一、常见原因

（1）**感染性因素** ①细菌感染：大肠杆菌、链球菌、葡萄球菌等细菌是最常见的致病菌，它们可以通过尿道口逆行进入尿道，引发炎症反应。②病毒感染：某些病毒，如单纯疱疹病毒等，也可能引起尿道炎。③性传播疾病：淋病奈瑟球菌、沙眼衣原体、解脲支原体等病原体，可通过性接触传播，导致尿道炎的发生。

（2）**非感染性因素** ①化学性刺激：如使用刺激性强的清洁剂、接触某些化学物质等，可能对尿道黏膜造成损伤，引发尿道炎。②机械性刺激：尿道器械检查、留置尿管等医疗操作，可能损伤尿道黏膜，增加感染风险。③尿道梗阻：尿道结石、前列腺增生、尿道狭窄等可引起尿道梗阻，尿液排出不畅，容易滋生细菌，从而引发尿道炎。④自身免疫性疾病：如莱特尔综合征、白塞病、韦氏肉芽肿等，这些疾病可能引发非感染性尿道炎症。

二、反射区位置

尿道炎在脚部的治疗反射区为尿道反射区。尿道反射区在双脚内侧舟骨与跟骨下沿处。尿道炎是下焦过热的一种症状表现，用足反射靶向疗法治疗，摸准反射区疼痛区域，以重手法为主或患者能接受的力度进行治疗，由舟骨往跟骨方向横向按压。图37-1为左脚示意图，右脚与左脚的反射区位置相同。

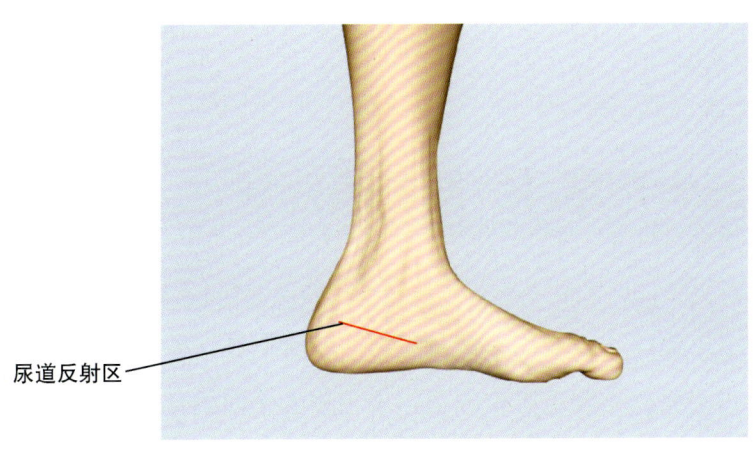

图 37-1　尿道反射区左脚示意图

三、预防措施

（1）**保持个人卫生**　定期清洗外阴部，保持局部清洁干燥，减少细菌滋生的机会。勤换内裤，避免穿着紧身裤或化纤材质的内裤，以减少对尿道的摩擦和刺激。

（2）**避免不洁性行为**　保持健康的性行为习惯，避免多个性伴侣。在性生活前后，双方应清洗外阴部，以减少病原体的传播。

（3）**及时治疗邻近器官炎症**　对于阴道炎、前列腺炎等邻近器官的炎症，要积极治疗，防止炎症扩散至尿道。

（4）**提高免疫力**　保持良好的生活习惯和饮食习惯，适当进行体育锻炼，提高机体免疫力。避免过度劳累和熬夜，保证充足的睡眠。

（5）**注意医疗操作的安全**　在进行尿道器械检查或留置尿管等医疗操作时，应选择正规医疗机构，并遵循医生的指导和建议。操作后注意局部卫生和护理，避免感染的发生。

第三十八章　腓肠肌痉挛

腓肠肌是位于小腿后面皮下、比目鱼肌表面的多羽肌。外侧头起自股骨外上髁，内侧头起自股骨内上髁，肌束向下，于小腿的中部相互粘连构成肌腹，向下移行为较厚的腱膜，再与比目鱼肌腱粘连，构成肌腱，抵于跟骨结节。近固定收缩时，使膝关节屈和跖屈；远固定时，牵拉股骨下端及小腿向后，从而使膝关节伸直。受胫神经（腰4、腰5，骶1～3）支配。

腓肠肌痉挛，俗称为小腿抽筋，是各种原因引起的腓肠肌自发性的强直性收缩。腓肠肌痉挛的典型症状是肌肉不自主收缩，通常会突然发作，并出现小腿部位剧烈疼痛。发作时，患者可能会摸到小腿肚下的一个硬块，待硬块消失后，疼痛也随之缓解。发作常持续数分钟，缓解后易再发。此外，部分患者可能伴随舌头、手脚麻木、嗜睡、抑郁、智力低下等症状。

一、常见原因

（1）**缺钙**　当人体缺钙时，会导致神经肌肉的兴奋性增加，从而可能引发腓肠肌痉挛。血清钙离子浓度的降低会进一步加剧神经肌肉的应激性增高，使得痉挛现象更易发生。

（2）**镁缺乏**　镁是细胞内多种生化反应所必需的矿物质，具有调节神经传导和维持正常肌肉收缩的功能。镁缺乏可能导致神经递质失衡和肌肉兴奋性增加，进而诱发腓肠肌痉挛。

（3）**维生素D缺乏**　维生素D有助于促进钙的吸收和利用。缺乏维生素D会影响血液中的钙水平，从而间接影响神经肌肉的功能，可能诱发腓肠肌痉挛。

（4）**寒冷刺激**　寒冷的环境或冷风的刺激会导致局部血液循环减慢，使得肌肉容易处于紧张状态。在此情况下，肌肉更容易受到刺激并发生痉挛。

（5）**肌肉疲劳**　长时间或高强度的运动会导致肌肉疲劳和乳酸堆积。乳酸堆积过多会刺激肌肉并引发疼痛和痉挛。

（6）电解质失衡 特别是低钾血症，会影响神经肌肉的传导功能。电解质失衡可能导致局部神经细胞代谢障碍，进而诱发肌肉痉挛。

（7）疾病因素 下肢静脉曲张、下肢动脉硬化闭塞症、腰椎间盘突出症等也可能导致腓肠肌痉挛。这些疾病可能通过影响血液循环或神经传导来引发肌肉痉挛。

（8）其他因素 如睡眠姿势不良、全身脱水失盐、动脉硬化等也可能导致腓肠肌痉挛的发生。

二、反射区位置

腓肠肌痉挛在脚部的治疗反射区为腓肠肌反射区。腓肠肌为肌肉组织，因此腓肠肌反射区不在骨头缝内或面上，而在跟骨和跖骨之间脚外侧面下沿处软组织部位。腓肠肌痉挛的症状比较单一，一般为小腿肚子痛，治疗比较简单。通过双脚反射区治疗就可使症状减轻。按压时，应采取重手法沿跖骨方向往跟骨方向按压。图 38-1 为左脚示意图，右脚与左脚的反射区位置相同。

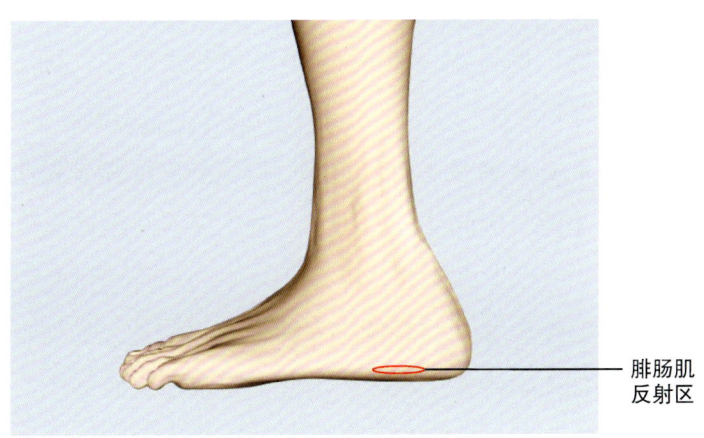

图 38-1 腓肠肌反射区左脚示意图

三、预防措施

（1）积极治疗原发病 对于可能引起腓肠肌痉挛的原发病，如低钙血症、镁缺乏、维生素 D 缺乏等，应积极治疗。通过补充相应的营养素或药物，如钙剂、镁制剂、维生素 D 等，以维持体内营养素的平衡，降低神经肌肉的兴奋性，从而预防腓肠肌痉挛的发生。

（2）**做好运动前准备工作** ①热身运动：在运动前进行充分的热身活动，如慢跑、快走、原地踏步或拉伸运动等，以增加肌肉温度和血液循环，减少肌肉紧绷感，降低肌肉痉挛的发生风险。②逐渐增加运动强度：避免突然增加运动强度或时间，给肌肉足够的时间来适应和恢复。通过逐渐增加运动强度和时间，可以降低肌肉负荷，减少痉挛的发生。

（3）**注意保暖** 在寒冷的环境中，要注意下肢保暖，避免寒冷刺激引发肌肉痉挛。可以穿着合适的袜子、长裤或护腿套等保暖物品，以减少寒冷对肌肉的刺激。

（4）**保持足够的水分摄入** 水是维持身体各部分正常运作的关键。足够的水分摄入可以帮助维持血液的黏稠度，促进营养物质和氧气输送到肌肉组织中。建议每日喝足够的水，根据个人情况可以是 6~8 杯或更多。特别是在进行剧烈运动或长时间出汗后，更要及时补充水分和电解质，以维持体内水电解质平衡。

（5）**注意饮食均衡** 饮食中应包含足够的钙、镁、钾等矿物质以及维生素 D 等营养素。这些营养素对维持肌肉健康至关重要。可以多吃富含这些营养素的食物，如牛奶、豆制品、绿叶蔬菜、坚果和水果等。同时，要避免过度摄入咖啡因和酒精等刺激性物质，以免对肌肉造成不良影响。

（6）**穿着合适的鞋子** 穿着合脚、有良好支撑和缓震功能的运动鞋，可以减少运动时对小腿肌肉的冲击和压力。避免穿着高跟鞋或鞋底过硬的鞋子长时间行走或站立，以减少小腿肌肉的负担。

（7）**定期变换姿势** 长时间站立、坐着或蹲着，都可能导致小腿肌肉处于紧张状态，增加痉挛的发生风险。因此，要定期变换姿势，适当活动小腿，如做踝关节的环绕运动，以促进血液循环，缓解肌肉紧张。

第三十九章　颈椎病

颈椎是构成脊柱颈段的椎骨，共7个，可分为一般颈椎（第3颈椎至第6颈椎）和特殊颈椎（第1、第2、第7颈椎）。一般颈椎的椎体较小，横切面呈椭圆形，内有椎动脉通过。颈椎病是颈椎间盘退行性变化、颈椎骨质增生所引起一系列临床症状的疾病。颈椎病分为颈型颈椎病、神经根型颈椎病、脊髓型颈椎病、椎动脉型颈椎病、交感神经型颈椎病和其他型颈椎病。临床常表现为颈、肩臂、肩胛上背及胸前区疼痛，手臂麻木，肌肉萎缩，甚至瘫痪。

一、常见原因

（1）**颈椎退行性变化**　随着年龄的增长，颈椎间盘逐渐发生退行性变化，如髓核脱水、纤维环破裂等，导致颈椎间盘的弹性降低，容易受到损伤。这种退行性变化是颈椎病发病的主要基础。

（2）**慢性劳损**　长期的不良姿势、过度使用颈椎、缺乏锻炼等因素，都会使颈椎受到过度的负荷，导致颈椎骨质增生、韧带肥厚等病理改变，进而引发颈椎病。

（3）**外伤**　头颈部的外伤，如颈椎骨折、脱位等，可能直接损伤颈椎的结构，导致颈椎病的发生。

（4）**先天性因素**　部分颈椎病患者可能存在颈椎的先天性发育异常，如颈椎管狭窄、颈椎先天性畸形等，这些因素都可能增加颈椎病的发生风险。

颈椎病的临床表现

（1）颈型颈椎病　①颈部疼痛：由于长期不良姿势或外伤导致颈部肌肉紧张和炎症反应，疼痛通常集中在颈部后方，有时可辐射至头部和肩部。②肩背酸痛：可能由长时间保持一个姿势不动引起的血液循环受阻所致，不适感往往位于肩胛区域，有时会向下延伸至手臂。③颈部僵硬：颈部活动可能受限，感觉僵硬不灵活。

（2）神经根型颈椎病　①颈部疼痛：根据颈部病变情况不同，疼痛程度也不同，主要是从颈部往两侧肩膀和头部以及上半身扩散。②上肢麻木：由于主要神经受压迫，导致双手神经传导受影响，出现麻木感，可能伴有刺痛感或针扎样感觉。③肌肉无力：手握的力量下降，甩胳膊也会表现得很迟钝，严重情况下上肢和手的部分肌肉会出现萎缩。④胳膊动作受影响：神经反射受到阻碍导致变慢，腱反射测试可能受影响。

（3）脊髓型颈椎病　①下肢麻木无力：表现为一侧或双侧下肢麻木、无力，走路像踩棉花一样，还可出现下肢痉挛、行走困难。②上肢症状：部分患者表现为双侧上肢疼痛、酸胀、无力、麻木以及有烧灼感。③束带感：胸部、腹部、双手有皮带样的捆绑感。④二便功能障碍：严重的患者可能出现膀胱或直肠功能障碍，表现为尿频、尿急、尿不尽。

（4）椎动脉型颈椎病　①偏头痛：疼痛部位大多数位于枕后或颞部，程度轻重不一。②迷路症状：可能出现耳鸣、耳聋和听力下降等症状，主要由颈椎病刺激或压迫颈动脉及其分支所致。③前庭症状：在站立或行走时，可能出现眩晕、恶心、眼球水平震颤等症状，这是颈动脉血流受限导致的。④视力障碍：可能出现视力下降、视物模糊、复视甚至失明等症状，主要由椎动脉供血不足引起。⑤猝倒：在突然转动颈部时，可能会出现猝倒的情况，这是颈椎动脉狭窄、闭塞导致的。

（5）交感神经型颈椎病　①眼部症状：眼睑无力，视物模糊，眼窝部胀痛，流泪，视野内冒金星，怕光，视力下降，瞳孔扩大或缩小。②头部症状：头痛或偏头痛，面部发热、充血、麻木等。③心脏症状：心慌，心悸，心律不齐，心前区疼痛，阵发性心动过速，血压时高时低。④血管症状：血管痉挛引起肢体发凉，局部皮温下降，皮肤凉且有刺痒感，继而出现红肿或疼痛加重；或因血管扩张引起指端发热、发红、疼痛或痛觉过敏。⑤局部症状：局部肢体或半侧身体多汗或少汗，皮肤发绀、发凉、干燥、变薄，毛发过多或毛发干枯、脱落，指甲干燥无光泽，以及营养性皮肤溃疡等。⑥耳鼻喉症状：耳鸣，听力下降，甚至耳聋；鼻咽部不适，疼痛，鼻塞或有异味感；咽喉部不适，发干，异物感；牙痛；舌麻木。⑦其他：恶心，嗳气，胃脘不适，疼痛，闭经等；不少患者还有失眠、多梦、心情烦躁、易于冲动等情志症状。

（6）其他型颈椎病　①食管压迫型颈椎病：除了有颈部疼痛外，会有吞咽不舒服的症状。②混合型颈椎病：临床表现比较复杂，可能有很多的全身症状。

二、反射区位置

颈椎病在脚部的治疗反射区为颈椎反射区。颈椎反射区在双脚拇趾中端关节内侧面骨缝中。颈椎病比较复杂，涉及因素很多。目前，足反射靶向疗法治疗颈椎增生有立竿见影的效果，治疗时在反射区内寻找到颗粒物进行点按，消失后症状全无。图 39-1 为右脚示意图，左脚与右脚的反射区位置相同。

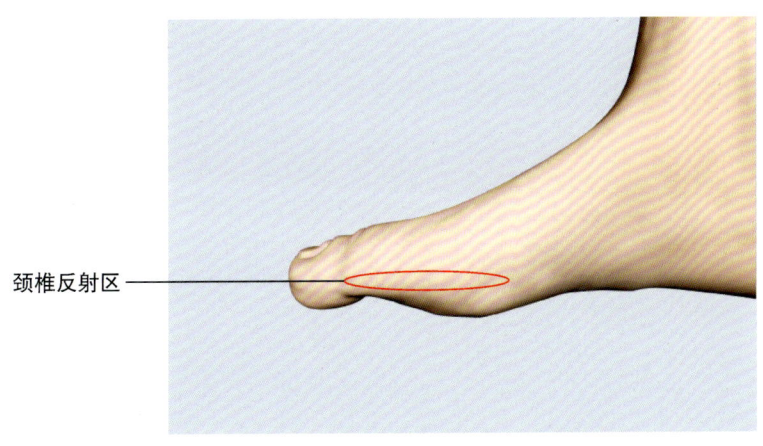

图 39-1　颈椎反射区右脚示意图

三、预防措施

（1）**保持正确姿势**　①坐姿：读书或用电脑时，应端正坐姿，保持平视，避免长时间低头或侧身歪斜看书。②站姿：站立时保持身体直立，避免长时间站立不动或过度倾斜。③睡姿：保持正确睡姿，选择合适的床铺和枕头，避免枕头过高或过低，建议枕头高度在 8 ~ 10cm，仰卧位枕头高度为自己 1 个拳头的高度，侧卧位枕头高度为 1.5 个拳头的高度。

（2）**避免长时间固定姿势**　①避免长时间低头看手机、电脑等电子设备，每隔一段时间应抬头活动颈部，缓解颈椎压力。②避免长时间伏案工作，要定时起身活动，进行颈部拉伸和旋转运动。

（3）**注意颈部保暖**　避免颈部受寒，冬天多穿高领衣服，夏天避免空调直吹颈部。

（4）**加强颈部肌肉锻炼**　①进行颈部运动：如"米"字操等，可以放松颈肩背部肌肉，缓解颈肩背的疼痛不适感。但需要注意运动幅度和力度，避免过度运动导致颈椎损伤。②进行全身运动：如游泳、练瑜伽、做平板支撑、做俯卧撑等，可以增强颈肩部位肌肉的力量和柔韧性，从而减轻对颈椎的压力。

（5）**避免外伤和不良习惯**　①避免外伤：注意避免颈部外伤，如急性刹车或头部外伤等，这些都可能造成颈椎病的加重。②戒烟限酒：吸烟会影响血液循环，对骨骼健康产生不利影响；过量饮酒也可能导致颈椎受损。

（6）定期体检和及时治疗　①定期体检：定期进行颈椎健康检查，可以及早发现问题并及时干预，预防疾病进一步发展。②及时治疗：一旦出现颈椎不适症状，应及时就医治疗，避免病情恶化。

第四十章 胸椎病

胸椎是构成脊柱胸段的椎骨，共有12个，从上到下，椎体逐渐增大，与负重有关，参与支持肋骨和构成胸廓。胸椎病是脊柱病中常见的疾病之一，主要是由于胸椎退行性增生造成，以下位胸椎多见。胸椎病包含了一系列疾病，如胸椎管狭窄、胸椎间盘突出、胸椎压缩性骨折、胸椎关节紊乱、胸椎肌肉劳损、胸椎骨质增生、胸椎后纵韧带骨化症、胸椎黄韧带骨化症、胸椎错位、侧弯等。胸椎病的主要症状包括慢性腰背痛、胸痛、肋间神经痛，以及手臂麻痛、肩背部麻木、蚁行感、多汗或无汗、胸闷、心悸、头昏、失眠、消化不良等。严重时，患者可能出现站立不稳、行走困难、胸腹出现束带感、二便异常、截瘫等症状。

一、常见原因

（1）**胸椎退行性增生** 这是胸椎病最常见的病因。随着年龄的增长，胸椎会发生退行性变化，包括骨质增生、椎间隙狭窄等，从而引发胸椎病。

（2）**劳损或外伤** 长期的不良姿势、过度劳累以及胸椎部位的外伤（如车祸、跌倒等）都可能导致胸椎发生病变，进而引发胸椎病。

（3）**先天性发育异常** 部分胸椎病患者可能存在胸椎先天性发育异常，如脊柱侧弯、胸椎后凸等，这些异常会增加胸椎病的发生风险。

（4）**代谢功能紊乱** 人体的代谢功能紊乱也可能导致胸椎病的发生，如骨质疏松、内分泌失调等。

（5）**炎症与感染** 胸椎部位的炎症或感染，如胸椎结核、胸椎骨髓炎等，也可能引发胸椎病。

（6）**不良生活习惯** 长期的不良生活习惯，如久坐不动、缺乏锻炼、吸烟和酗酒等，都可能对胸椎造成不良影响，增加胸椎病的发生风险。

二、反射区位置

胸椎病在脚部的治疗反射区为胸椎反射区。胸椎反射区在双脚的内侧缘，从第1跖骨小头到第1跖骨粗隆处，沿跖骨边缘到凸起骨节上，呈带状分布。

胸椎病呈现初期症状时为最佳治疗时间，按摩反射区有立竿见影的效果。慢性发展时需要延长治疗时间和治疗次数。足反射靶向疗法配合背部刮痧辅助治疗，效果更佳。治病时应找准病点位置，然后重点按压。图40-1为左脚示意图，右脚与左脚的反射区位置相同。

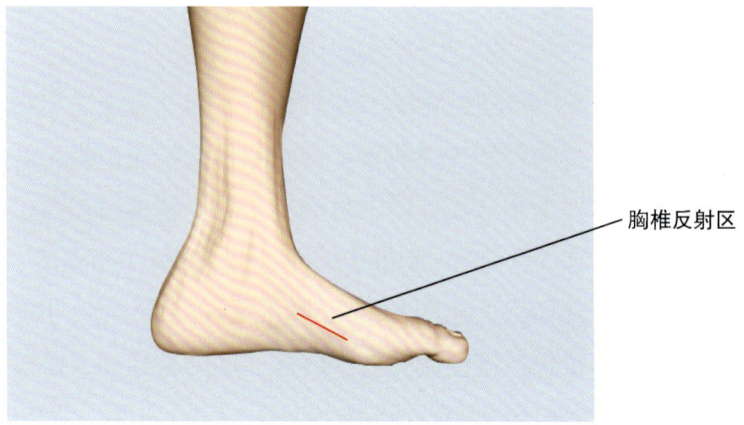

图40-1　胸椎反射区左脚示意图

三、预防措施

（1）调整生活习惯　①保持正确姿势：无论是坐着还是站着，都应保持脊柱的自然曲度，避免长时间低头、弯腰等不良姿势。②定期休息与活动：避免长时间保持同一姿势，尤其是久坐或久站，应每隔一段时间起身活动，做一些拉伸运动，以缓解脊柱压力。③选择合适的床铺：床垫不宜过软或过硬，以保持脊柱的正常生理曲度。

（2）加强体育锻炼　①有氧运动：如快走、慢跑、游泳等，有助于增强全身肌肉力量，改善血液循环。②核心肌群训练：加强腹部、背部等核心肌群的锻炼，有助于稳定脊柱，减少胸椎病变的风险。③"滚背法"练习：这是一种有效的脊柱放松和按摩方法，可以按照步骤进行练习，但需要注意动作幅度和频率，避免过度运动导致损伤。

（3）注意营养与健康　①均衡饮食：保持饮食多样化，摄入足够的钙、磷等矿物质和维生素D，以利于骨骼健康。②控制体重：避免过度肥胖，减轻脊柱负担。③避免烟酒：吸烟和过量饮酒都可能对脊柱健康造成负面影响。

（4）专业指导与检查　①寻求专业指导：在进行任何锻炼或治疗之前，最好先咨询医生或专业康复师的建议。②定期检查：定期进行脊柱健康检查，及时发现并处理潜在问题。

第四十一章　大椎瘀堵

大椎，作为一个历史悠久的经穴名，源自古代中医经典《素问·气府论》，其别名包括百劳与上杼，归属督脉，同时是三阳经与督脉的交汇之处。此穴位精准定位于后背的正中线上，即第 7 颈椎棘突下方的凹陷之中。大椎穴位周围布满了丰富的神经与血管，具体包括了第 8 颈神经后支以及第 1 胸神经后支的内侧支，此外有颈横动脉的分支流经。这使得大椎穴位在中医理论中具有重要的治疗价值。从治疗范围来看，大椎穴位主要被用于治疗发热、疟疾、中暑、感冒等热性疾病，以及癫狂、癫痫等神志疾病。同时，它对于缓解骨蒸潮热、盗汗、咳喘、脊背强直、项强等症状也有显著效果。此外，现代医学证实，大椎穴位的适当刺激对于肺结核、支气管炎等疾病的辅助治疗具有一定作用。

大椎瘀堵指的是颈部大椎穴位处的气血运行不畅，局部血液循环较差，可能导致多种身体不适。大椎瘀堵可能导致颈部肌肉僵硬、疼痛，甚至引发颈椎病。同时，由于大椎穴位是气血上行的通道，瘀堵会影响气血运行，导致头晕、头痛、失眠等症状。此外，大椎瘀堵可能影响脑部供血，进而影响记忆力、思维能力等。长期大椎瘀堵还可能导致肩周炎、肩颈综合征等，甚至可能导致脑卒中等疾病的发生。

一、常见原因

（1）**姿势不良**　长期保持不良姿势，如长时间低头看手机、坐姿不正确或长期伏案工作，可能导致大椎周围的经脉不通畅，气血运行受阻，进而形成瘀堵。

（2）**过度疲劳**　身体过度疲劳，特别是过度进行重体力劳动或长时间保持同一姿势工作，容易引发气滞血瘀的问题，导致大椎瘀堵。

（3）**风寒湿邪侵袭**　大椎穴位附近经常受寒，或受到风寒湿邪的侵袭，可能导致气血运行缓慢，气血瘀滞，进而造成大椎瘀堵。

（4）**颈椎病**　颈椎病是导致大椎瘀堵的重要原因之一。颈椎病患者的颈椎间盘可能出现退化，局部血液循环较差，导致颈椎周围的结构营养不良，从而诱发颈椎病，并可能进一步导致大椎瘀堵。

（5）**局部退变** 随着年龄的增长，颈椎及其周围的软组织可能发生退变，如颈椎骨质增生、韧带钙化等，这些变化可能压迫或刺激大椎穴位周围的神经和血管，导致气血运行不畅，形成瘀堵。

（6）**外伤** 颈部受到外伤，如扭伤、撞击等，可能导致颈椎及其周围的软组织损伤，进而影响气血运行，造成大椎瘀堵。

二、反射区位置

大椎瘀堵在脚部的治疗反射区为大椎反射区。大椎反射区在双脚内侧近端跖骨关节下沿处。大椎瘀堵一般以堵塞为主，呈现为富贵包，导致气血不通。此时可采用足反射靶向疗法进行治疗。治疗时，用按摩棒在颈椎第7节下沿处，横棒往近端关节处按压，也可配合按摩手法。此病见效较慢，需要长时间治疗，而坚持治疗最终可康复。图 41-1 为右脚示意图，左脚与右脚的反射区位置相同。

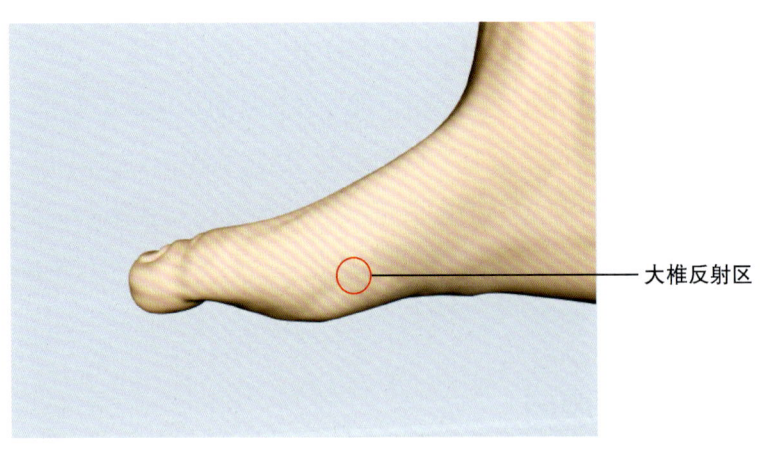

图 41-1　大椎反射区右脚示意图

三、预防措施

（1）**保持正确坐姿** 在日常生活中，应保持正确的坐姿，避免长时间低头看手机、电脑等电子设备。可以将电脑或阅读设备适当架高一些，使视线与屏幕保持平行，以减少颈部的负担。

（2）**适当活动颈部** 长时间保持同一姿势工作或学习后，应适当活动颈部，如做颈部保健操、缓慢转动头部等，以促进颈部的血液循环，缓解颈部肌肉的僵硬和紧张。

（3）**避免颈部受寒**　颈部受寒是导致大椎瘀堵的一个重要原因。因此，在日常生活中应注意颈部的保暖，避免直接吹空调或风扇，特别是在冬季应佩戴围巾等保暖物品。

（4）**加强体育锻炼**　适当的体育锻炼可以增强颈部的肌肉力量，提高颈椎的稳定性，从而预防大椎瘀堵。建议选择一些适合颈部的运动，如练瑜伽、游泳、放风筝等。

（5）**调整枕头高度**　睡眠时，应选择高度适中的枕头，以保持颈部的自然生理曲度。避免使用过高或过低的枕头，以免加重颈部的负担，导致大椎瘀堵。

（6）**保持良好心态**　中医认为，情志不畅也可能影响气血的运行，从而导致大椎瘀堵。因此，应保持良好的心态，避免过度焦虑、紧张等负面情绪的影响。

第四十二章　尾骨痛

尾骨呈三角形，是由 4 块退化的尾椎融合而成的骨，底朝上接骶骨尖，尖朝下。尾椎无椎弓、无椎管。尾骨的主要功能是为盆底肌提供支撑，帮助维持骨盆的稳定性。虽然尾骨在人类的进化过程中已经退化，不再像其他哺乳动物那样具有实际的运动功能，但是它仍然在人体中发挥着重要的支撑作用。

尾骨痛，又称为尾痛症，是一种常见的临床症状，主要表现为骶骨下部、尾骨部的肌肉、筋膜、韧带等软组织的疼痛。疼痛为持续性钝痛、隐痛或灼痛，通常位于尾骨尖部，可能向周围放射。在尾骨部位触摸时，患者可能会感到明显的疼痛。由于尾骨承受压力增加，患者在坐位时可能会感到疼痛加剧。其他伴随症状有局部肿胀、皮下淤血、排便异常等，这些症状可能因病因不同而有所差异。

一、常见原因

（1）**坐姿不当**　长时间保持不良坐姿，如久坐、交叉腿等，可能导致尾骨受压，引发疼痛。在这种情况下，患者需要调整坐姿，避免长时间保持同一姿势，并适当进行运动，如练瑜伽、游泳等，以缓解疼痛。

（2）**外伤**　尾骨部位受到外力撞击，如跌倒时臀部着地或遭受重物压砸等，可能导致尾骨骨折、脱位及周边肌肉、韧带、神经等损伤，产生剧烈疼痛。治疗方法包括休息、局部冷敷、药物治疗等，严重时可能需要进行复位、固定等处理。

（3）**感染**　尾骨部位的感染也可能导致疼痛，患者可能伴有发热、红肿等症状。治疗方法包括抗生素治疗、局部热敷等，以消除炎症并缓解疼痛。

（4）**筋膜炎**　长时间保持不良坐姿或久坐可能导致尾骨部位筋膜持续紧张，形成无菌性炎症，进而引发疼痛。治疗方法包括消炎、镇痛治疗，以及改善坐姿、适当活动等。

（5）**分娩损伤**　女性在分娩过程中，尾骨可能受到损伤，导致纤维化和僵硬，进而出现疼痛。在这种情况下，患者要进行适当的康复锻炼和物理治疗。

（6）其他疾病 如腰椎间盘突出症、骨质疏松、骶髂关节炎、滑囊炎、尾骨肿瘤等，也可能引起尾骨疼痛。这些疾病的治疗方法因病因不同而异，可能包括药物治疗、物理治疗、手术治疗等。

二、反射区位置

尾骨痛在脚部的治疗反射区为尾骨反射区。尾骨反射区在双脚跟部后侧正中间偏下两侧。尾骨痛十分痛苦，采用足反射靶向疗法治疗有立竿见影的效果。治疗时可采用按摩棒重手法点按反射区最痛点，轻则一次见效，重则根据病情延长治疗时间和次数。图42-1为右脚示意图，左脚与右脚的反射区位置相同。

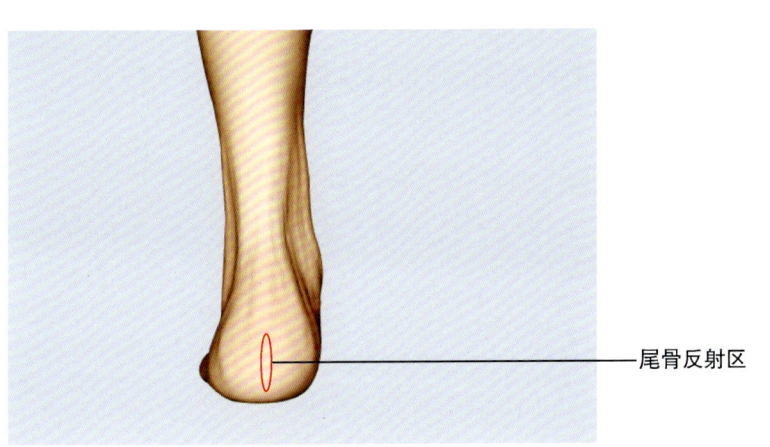

图 42-1　尾骨反射区右脚示意图

三、预防措施

（1）调整生活习惯 ①改善坐姿：保持正确的坐姿，避免长时间久坐或坐姿不正确。可以使用专门的尾骨垫或坐垫来减轻尾骨承受的压力。坐立时，尽量让身体的重量均匀分布在臀部，避免尾骨部位长时间受压。②定期活动：长时间保持同一姿势后，应定期起身活动，做一些伸展运动，如扭转腰部、弯腰伸展等，以减轻尾骨区域的压力，放松肌肉和关节。③保持适当体重：过重可能会增加尾骨和脊柱的压力，通过健康饮食和规律运动维持适当的体重有助于预防尾骨疼痛。

（2）加强体育锻炼 ①增强核心肌群力量：进行适当的体育锻炼，如练瑜伽、游泳或骑自行车等，可以增强核心肌群的力量，提高身体的灵活性和平衡性，从而减少尾骨受伤的风险。②避免剧烈运动：虽然运动对身体有益，但过度或剧烈的运动可能导致尾骨受伤。因此，运动要适度，并注意做好运动防护。

（3）注意安全防护　①防止外伤：在日常生活中，要注意安全，避免摔倒、撞击等可能导致尾骨受伤的外力作用。如雨雪天、下楼、穿高跟鞋、下台阶等要防止臀部着地摔伤。②佩戴防护装备：在进行可能导致尾骨受伤的活动，如滑雪、溜冰、滑板等时，应佩戴适当的防护装备，如护臀等，以减少受伤的风险。

（4）保持局部卫生与保暖　①保持肛周外阴部位的清洁卫生：避免细菌逆行感染，引起痔疮、盆腔疾病等可能导致的尾骨疼痛。②注意局部保暖：避免尾骨部位受寒，以防气血瘀滞，导致疼痛加重。

（5）及时治疗相关疾病　①慢性腰骶椎疾病：如有慢性腰骶椎疾病，应及时就医诊治，以防止病情恶化，导致尾骨疼痛。②其他相关疾病：如患有滑囊炎、筋膜炎等疾病，也应及时治疗，以减轻尾骨疼痛。

第四十三章　髋关节炎

髋骨是由髂骨、耻骨和坐骨 3 块骨组成的骨。在成年前三骨借软骨联合在一起，到成年后，3 块骨在髋臼处愈合。髋关节是由髋骨的髋臼和股骨头的关节面构成的关节，为典型的球窝关节。

髋关节炎是最常见的髋关节疾病，是指由于髋关节面长期负重不均衡所致的关节软骨变性或骨质结构改变的一类骨关节炎性疾病。髋关节炎分为退行性髋关节炎和炎性髋关节炎两种类型。退行性髋关节炎多由关节软骨的磨损和退化引起，而炎性髋关节炎则是由慢性炎症引起的，如类风湿关节炎、强直性脊柱炎等。髋关节炎的主要症状之一是髋部疼痛，通常在活动或负重时加重，休息时减轻。疼痛可能会向大腿、臀部、膝盖或腰部放射。髋关节周围可能会出现轻度至中度的肿胀，由炎症引起的局部水肿所致。髋关节炎患者常常感到髋关节僵硬，早晨起床或长时间坐着后僵硬感尤为明显。患者的步态可能会发生改变，表现为跛行或摇摆不稳。由于疼痛和僵硬的影响，患者的活动范围可能会受到限制。

一、常见原因

（1）**遗传因素**　有些人天生就存在髋关节发育不良或结构异常等问题，这些问题可能会在日常活动中引发髋关节炎。例如，先天性髋关节脱位或发育不良会导致髋关节活动功能出现障碍，产生应力集中，使髋关节面过度磨损，进而引发髋关节炎。

（2）**体重过重**　肥胖人群的髋关节承受的压力比较大，这类人群在活动的时候髋关节会更容易出现损伤，导致软骨的磨损变形，进而出现骨质增生，引发髋关节炎。

（3）**过度使用与劳损**　长期进行高强度的运动或活动，如跑步、打篮球、踢足球等，或者髋关节的活动量过大，都可能导致关节早期出现磨损，进而形成髋关节炎。此外，如果跑步、走路姿势不良，也会导致髋关节承受的压力增加，引起髋关节软骨过度磨损，导致髋关节炎。

（4）**外伤** 髋关节受到外力撞击或损伤，如髋关节软骨的损伤、髋臼骨折等，会导致髋关节面不平整，进而在髋关节活动时会加重髋关节软骨的磨损变形，从而引起髋关节炎。

（5）**年龄因素** 随着年龄的增长，人体的关节组织逐渐变老，软骨和韧带也会损伤、退化，容易发生骨质增生等情况，从而导致髋关节炎。

（6）**营养不良** 缺乏维生素D和钙等营养成分会导致骨质疏松症，从而增加髋关节炎的发生风险。

（7）**其他疾病** 一些疾病也可能引起髋关节炎，如褐黄病会导致人体很多的大关节出现问题，其中就包括髋关节；肝豆状核变性患者也可能出现髋关节炎。此外，股骨头缺血性坏死也会导致股骨头塌陷，进而引发髋关节炎。

二、反射区位置

髋关节炎在脚部的治疗反射区为髋骨内侧反射区和髋关节外侧反射区。髋骨内侧反射区在双脚内侧胫骨脚踝（内踝）位置，反射区围绕内踝一圈；髋关节外侧反射区在双脚外侧脚踝位置，反射区围绕外踝一圈，具体以痛点为准。髋关节炎初期用足反射靶向疗法治疗会当即见效。要想根治，还需要多个疗程。反射区治疗时首先要查清病点位置在髋骨外侧还是在髋骨内侧，再确认是在髋骨上还是髋骨下，根据准确位置，对应反射区寻找痛点，进行按摩，因人而异结合使用轻、重手法，一般采用按摩棒滚动手法。反射区软组织较少容易造成皮肤损伤，切记不能久按。图43-1、图43-2为左脚示意图，右脚与左脚的反射区位置相同。

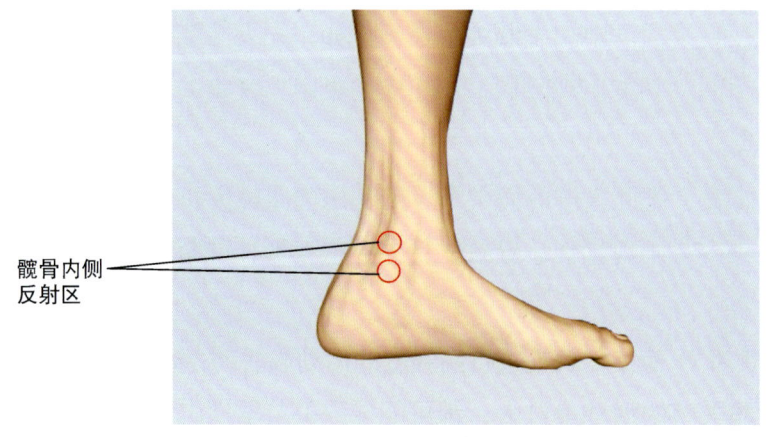

图43-1　髋骨内侧反射区左脚示意图

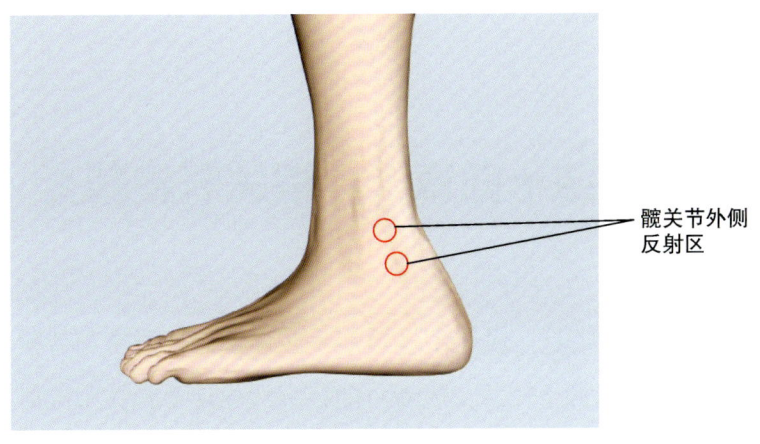

图 43-2　髋关节外侧反射区左脚示意图

三、预防措施

（1）**保持健康体重**　①控制饮食：通过合理的饮食控制，减少高热量、高脂肪食物的摄入，避免肥胖。因为肥胖会增加髋关节的负担，加速关节软骨的磨损，从而增加髋关节炎的发生风险。②增加运动：选择适合的运动方式，如散步、游泳、骑自行车等，这些运动对关节影响较小，同时有助于减轻体重，降低髋关节炎的发病率。

（2）**合理运动与保护**　①避免剧烈运动：避免进行高强度的运动，如跑步、跳远、登山等，这些运动会对髋关节产生较大的冲击和磨损，增加髋关节炎的发生风险。②运动前热身：在进行任何运动前，都要进行充分的热身活动，以减少运动损伤的风险。③注意运动姿势：保持正确的运动姿势，避免给髋关节带来过大的压力。

（3）**注意关节保暖**　寒冷刺激可能导致关节血液循环不畅，增加患髋关节炎的风险。因此，在日常生活中要注意关节的保暖，避免受寒。

（4）**定期体检与筛查**　①定期检查：定期进行体检，及时发现并治疗可能影响髋关节健康的疾病，如髋关节发育不良、髋关节脱位等。②筛查高危人群：对于存在髋关节炎家族史、肥胖、髋关节外伤史等高危人群，应定期进行髋关节的筛查，以便及早发现病变并采取相应的治疗措施。

（5）**补充营养素**　①补充钙质：钙是构成骨骼的重要元素，对于维持髋关节的健康至关重要。可以通过饮食或补充剂来增加钙的摄入量。②补充维生素D：维生素D有助于促进钙的吸收和利用，对于维护髋关节的健康同样重要。可以通过晒太阳或补充剂来增加维生素D的摄入量。

第四十四章　指关节腱鞘炎

指关节腱鞘炎是一种无菌性炎症反应性疾病，通常与劳累因素有关。指关节腱鞘炎起病通常比较急，患者可能会突然出现手指关节的剧烈疼痛，严重时甚至为刀割样疼痛。在休息时，疼痛可能会减轻。此外，腱鞘被挤压变形后，局部腱鞘的无菌性炎症反应会刺激神经末梢，导致局限性的麻木和疼痛，并伴有活动受限的情况。具体症状包括手指的某个部位出现红肿的症状；在手指屈伸时，可以在掌指关节处触摸到痛性结节，严重时还会出现关节弹响；手指屈伸时会诱发疼痛，导致手指不能完全伸直或屈曲。

一、常见原因

（1）**慢性劳损**　这是最常见的原因。长时间的手指活动，如键盘操作、乐器演奏、缝纫、长时间打字等，都会使指关节的腱鞘和肌腱反复受到摩擦和挤压，从而引发炎症反应。重复性的手部运动，尤其是过度用力或频繁弯曲和伸展手指，都可能加重腱鞘的磨损，导致腱鞘炎的发生。

（2）**局部受凉**　长时间接触冷水或处在寒冷环境中可能使指关节局部的血液循环受阻，降低局部组织的温度，从而减缓新陈代谢和炎症代谢产物的排出，增加腱鞘炎的发生风险。

（3）**局部感染**　虽然相对少见，但细菌或其他微生物的感染也可能引发腱鞘炎。这种情况通常伴有红肿热痛等明显的炎症症状。

（4）**退行性变化**　随着年龄的增长，手指关节和腱鞘可能发生退行性变化，如关节软骨磨损、肌腱弹性下降等，这些都可能增加腱鞘炎的发生风险。

（5）**外伤因素**　手指的急性损伤，如扭伤、拉伤等，可能导致腱鞘和肌腱的微小撕裂或炎症，进而发展为腱鞘炎。

（6）**职业因素**　某些职业需要频繁使用手指进行精细操作，如打字员、程序员、厨师等，这些职业的人群更容易患上指关节腱鞘炎。

（7）**体质因素**　个体的体质差异也可能影响腱鞘炎的发病率。例如，某些人群可能更容易出现炎症反应，或者对疼痛的敏感度更高。

二、反射区位置

指关节腱鞘炎在脚部的治疗反射区为指关节腱鞘炎反射区。指关节腱鞘炎属于运动系统疾病，经常出现在手部关节处，以拇指为主，针对这种病，治疗区域为脚趾关节处，手部病点在哪个手指哪个关节，可对应在脚部的哪个脚趾哪个关节处进行治疗。一般来说，足反射靶向疗法治疗这类疾病可当即见效，症状严重的应进行多次治疗。通过脚趾治疗手指关节病时一定要注意只有位置完全对应，才能达到治疗手指关节病的目的。按摩方法以点按法或双手指夹压法（治疗时用示指和中指夹住病点反射区重力往指尖方向拔或拉），此处只针对拇趾中端关节1周进行治疗，其他手指依照此类方法进行反射区治疗。图44-1为右脚示意图，左脚与右脚的反射区位置相同。

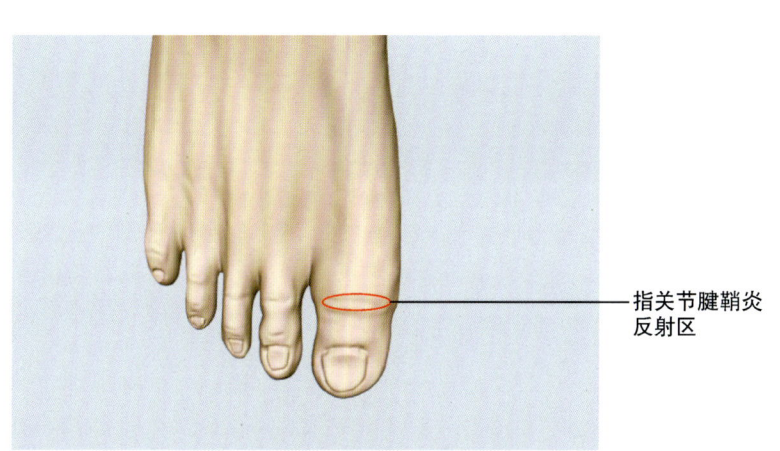

图44-1 指关节腱鞘炎反射区右脚示意图

三、预防措施

（1）**保持正确姿势** ①工作姿势：无论是使用电脑办公还是进行其他手部活动，都应保持正确的工作姿势，避免手指和手腕过度弯曲或后伸。适当调整键盘和鼠标的高度，使手腕和手指处于自然放松状态。②家务姿势：在做家务时，如洗衣、做饭、打扫卫生等，也要注意手指和手腕的正确姿势，避免过度用力或频繁屈伸动作。

（2）**合理休息与活动** ①定时休息：长时间进行手部活动或工作时，应定时休息，让手指和手腕得到充分的放松和恢复。建议每隔一段时间就站起来

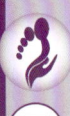

走动一下，或者做一些简单的伸展运动。②适当活动：通过旋转手腕、适当抬手、转动头颈等方式，可以放松手部肌肉和关节，缓解腱鞘炎的症状。此外，可以进行手部按摩，促进血液循环和肌肉放松。

（3）**注意手部保暖**　寒冷环境可能使手指关节和腱鞘的血液循环受阻，增加腱鞘炎的发生风险。因此，在寒冷天气或接触冷水时，应做好手部保暖工作，如戴手套等。

（4）**调整生活习惯**　①控制手机和电脑使用时间：长时间使用手机或电脑可能导致手指和手腕过度劳损，从而引发腱鞘炎。因此，应合理控制使用时间，并注意调整使用姿势。②避免不良用手习惯：如打响指、拇指长时间反复滑动手机等，这些不良习惯可能加重手指和手腕的负担，增加腱鞘炎的发生风险。

（5）**加强肌肉锻炼**　强壮的肌肉可以更好地支撑关节和骨骼，减少受伤的风险。因此，可以通过锻炼来增强手部肌肉力量，如举重、游泳、练瑜伽等运动方式。

第四十五章 腕部腱鞘囊肿

腕部腱鞘囊肿是发生在腱鞘或关节囊附近的囊肿。囊肿壁的外层由纤维组织组成，内层由白色光滑的内皮覆盖，囊肿内有浓稠黏液样物质。囊肿可分单房和多房，一般以单房多见。囊肿常见于手腕背部、腕关节的掌侧面、手指背面和掌面等处，但尤以腕部最为多见。腕部腱鞘囊肿的主要症状包括关节肿块、按压疼痛及影响关节活动。肿块一般质地比较硬，用手按压并不会有明显的疼痛感，同时不会出现位置移动。这些肿块一般不会引起明显的身体不适，只有极少数患者会有疼痛感。随着疾病的不断发展，可能出现关节活动范围受限，还可能对周围神经造成压迫，如伴有腕管综合征时，患者会出现手指的麻木感和拇指对掌受限。

一、常见原因

（1）**腕部局部营养不良** 腕部关节囊或者韧带等结缔组织出现营养不良，容易发生腱鞘囊肿。

（2）**长期过度腕部劳损** 腕部长期过度使用或受力，导致组织受损，从而引发疾病。这种劳损通常发生在需要频繁使用腕部的职业中，如打字员、货物搬运工、长时间电脑操作的人员等。

（3）**腕部外伤** 腕部受到外伤或创伤，如剧烈撞击、跌倒或手术创伤，可能导致组织水肿和炎症，进而诱发腱鞘囊肿。

（4）**免疫系统疾病** 部分患者本身患有免疫系统疾病，导致免疫力降低，可能加重炎症反应，增加腱鞘囊肿的发生风险。

（5）**结构缺陷** 关节囊或腱鞘存在结构缺陷时，其中的液体可能渗漏至软组织中，形成囊肿。

（6）**慢性炎症** 关节周围存在感染，一旦感染没有及时控制，便会形成慢性炎症，长期受到炎症的刺激可能会出现腱鞘囊肿。

二、反射区位置

腕部腱鞘囊肿在脚部的治疗反射区为腕部腱鞘囊肿反射区。腕部腱鞘囊肿反射区可依照腕部病点位置在脚腕距骨和胫骨间隙处来定。腕部腱鞘囊肿主要症状在手腕处,有突出颗粒物,是腕部常见的一种疾病。一般囊性的物质可通过足反射靶向疗法达到快速治愈。治疗腕部腱鞘囊肿要在脚腕对应处用按摩棒探摸有无颗粒物或疼痛感,此颗粒物就是治疗腕部症状的重点位置,直至把颗粒物按消失为止,腕部疾病即可恢复。图 45-1 为左脚示意图,右脚与左脚的反射区位置相同。

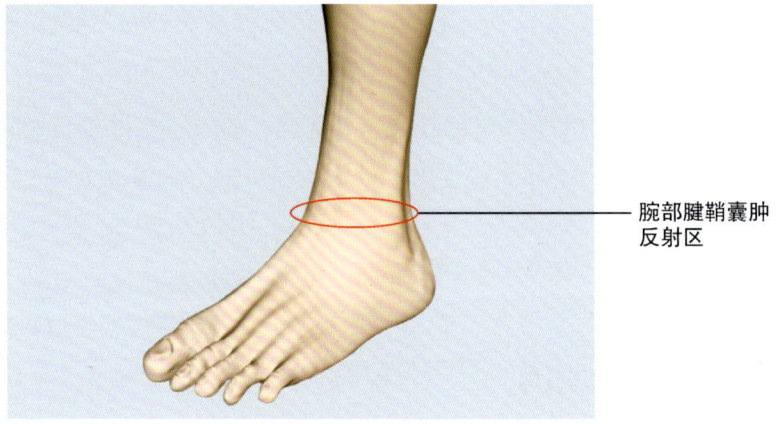

图 45-1　腕部腱鞘囊肿反射区左脚示意图

三、预防措施

（1）**避免过度劳损**　长时间从事重体力劳动或频繁使用腕部的工作,如打字、货物搬运等,应适当休息,避免腕关节过度活动。在家务劳动中,也要注意劳逸结合,避免长时间连续使用腕部。

（2）**正确使用护具**　在进行体育锻炼或从事可能对手腕造成冲击的活动时,应佩戴护腕等护具,以保护关节。对于需要长时间使用电脑的人员,可以考虑使用符合人体工程学的键盘和鼠标,以减少对手腕的压力。

（3）**注意保暖**　手腕部位容易受凉,因此应注意保暖,尤其是在冬季。避免长时间接触冷水或处于寒冷环境中,以减少对腕关节的刺激。

（4）**避免外伤**　提高安全意识,避免进行过度扭曲、翻转腕关节的行为,以免腕部组织受到冲击。在进行高风险活动时,如运动或户外探险,应佩戴适当的保护装备。

（5）**适当的功能锻炼** 进行适当的手腕拉伸和放松锻炼，如练瑜伽等，有助于增强手腕的柔韧性和力量。定期进行手腕部位的按摩和热敷，以促进血液循环，缓解局部劳损的症状。

（6）**积极治疗腕关节炎** 如果患有腕关节炎等腕部疾病，应及时就医治疗，以减轻炎症反应，降低腱鞘囊肿的发病率。

第四十五章

腕部腱鞘囊肿

第四十六章　睾丸疼痛

睾丸是位于阴囊内、左右各一的成对男性性腺，主要功能是产生精子和雄激素。睾丸疼痛是发生于一侧或双侧睾丸的疼痛，可伴随放射痛、尿频、尿急等症状。睾丸疼痛多见于睾丸炎和睾丸损伤。睾丸炎多由病原体感染引起，除血行感染外，更常见细菌经尿道逆行至附睾和睾丸，造成附睾炎、睾丸炎，在临床上可见附睾与睾丸肿胀和疼痛。睾丸损伤通常有外伤史和局部的肿胀及淤血。剧烈运动或房事、暴力有时可引起提睾肌的强烈收缩，从而使系带过长的睾丸发生扭转并引起睾丸的剧痛。慢性疼痛时，病情可迁延日久。疼痛多较轻、泛化，可具有放射性疼痛。

一、常见原因

（1）**泌尿生殖系统疾病**　①睾丸炎：由细菌、病毒等病原体感染引起，导致睾丸组织充血、肿胀，并伴有疼痛。②附睾炎：附睾受到感染或炎症影响，可引发睾丸区域的疼痛。③睾丸扭转：由于剧烈运动或房事导致睾丸与精索发生扭转，使睾丸血液供应受阻，引起剧烈疼痛。④精索静脉曲张：精索内的静脉回流受阻，导致静脉迂曲、扩张，可能引起睾丸坠胀、疼痛。⑤前列腺炎：前列腺的炎症可能放射至睾丸区域，引起疼痛。

（2）**腹腔附近脏器的疾病**　疝气如腹股沟直疝、腹股沟斜疝等，腹腔的脏器（如回肠、结肠）在腹股沟的薄弱位置突出于体表，形成疝气，可能引发睾丸疼痛。

（3）**外伤**　睾丸较为脆弱，外力撞击、挤压或摩擦等可能导致睾丸损伤，引起疼痛。

（4）**血液循环不畅**　长期久坐、频繁手淫等不良习惯可能导致睾丸血液流通不畅，造成疼痛。

（5）**其他因素**　①过度充血：性冲动阴茎勃起时，睾丸、附睾也充血，若一次性行为或手淫时间过长，可能导致睾丸疼痛。②缺血性疼痛：多见于老年人，睾丸动脉硬化致动脉狭窄，导致睾丸缺血性疼痛。③流行性腮腺炎：患腮腺炎后，病毒可能侵犯睾丸，引起睾丸病变和疼痛。

二、反射区位置

睾丸疼痛在脚部的治疗反射区为睾丸反射区。睾丸反射区在双脚外侧外踝下方偏脚后跟位置和双脚内侧偏脚后跟位置，内侧反射区位置与外侧反射区位置成对透关系，在跟骨面后方有硬币大小处。反射区治疗睾丸疼痛，首先要判断清楚左侧或右侧的疼痛位置，左侧对应左脚反射区，右侧对应右脚反射区。在睾丸反射区治疗睾丸类疾病疗效很好，治疗时可用拇指按压，也可用按摩棒滚压和点压，而对慢性疾病可按时间长短、病情轻重以疗程治疗为主，直至不疼痛。图46-1、图46-2为左脚示意图，右脚与左脚的反射区位置相同。

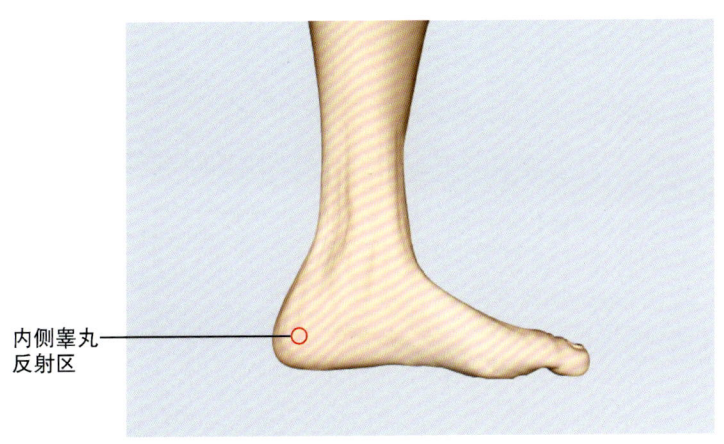

图46-1 内侧睾丸反射区左脚示意图

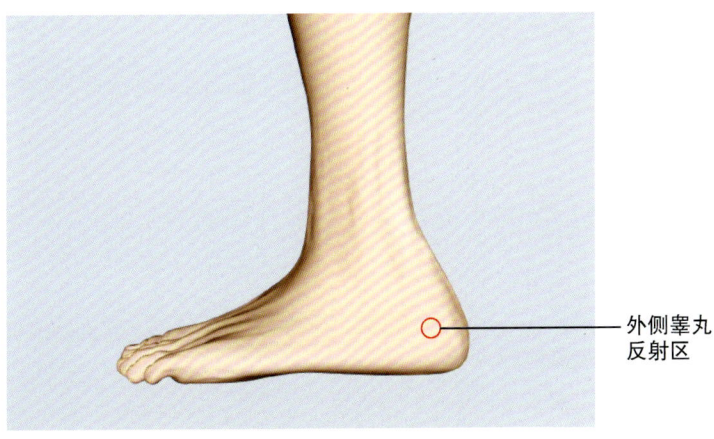

图46-2 外侧睾丸反射区左脚示意图

三、预防措施

（1）注意保持局部卫生，避免感染。由于睾丸疼痛可能与附睾炎、睾丸炎等生殖系统疾病有关，因此保持良好的个人卫生是预防的关键。建议勤换内裤，注重生殖器官的清洁，以减少细菌滋生的可能性。

（2）避免过度运动或长时间骑行。剧烈运动或长时间骑行可能会对睾丸造成压迫和摩擦，从而引发疼痛。可以适当调整运动方式，如选择游泳、散步等较为舒缓的运动，以减轻对睾丸的刺激。

（3）保持健康的生活方式。合理饮食，适度锻炼，提高机体免疫力，以降低患病风险。同时，要保持良好的心态，避免过度紧张和压力过大，这也有助于减少因神经紧张引起的疼痛。

（4）如果患有相关疾病，应及时就医治疗，以免病情恶化导致更严重的后果。

第四十七章 子宫疾病

子宫是孕育胚胎、胎儿和产生月经的中空性肌性器官，呈前后略扁的倒梨形，长7～8cm、宽4～5cm、厚2～3cm，容量约5ml，分为子宫底、子宫体、子宫颈三部分。子宫上方两角为"子宫角"，通向输卵管。下端狭窄为"峡部"，长约1cm。峡部在妊娠期逐渐扩展，临产时形成子宫下段。子宫体与子宫颈比例因年龄而异，婴儿期为1：2，青春期为1：1，生育期为2：1。子宫正常稍向前弯曲，前壁俯卧于膀胱上，与阴道几乎成直角，位置可随膀胱、直肠充盈程度的不同而改变。子宫壁由外向内为浆膜、肌层及黏膜（内膜）三层。

子宫疾病是指子宫区域发生的各种病变，是女性最常见的疾病之一。子宫疾病的症状因疾病类型而异，但通常包括阴道分泌物增多、下腹疼痛、月经不规律、阴道出血、腰骶部疼痛等。此外，部分子宫疾病还可能导致不孕不育等临床症状。①子宫颈炎：子宫颈发生炎症的一种常见疾病，分为急性子宫颈炎和慢性子宫颈炎。急性子宫颈炎通常由细菌感染引起，表现为阴道分泌物增多、下腹疼痛等症状；慢性子宫颈炎则由多种因素引起，包括性传播疾病、阴道菌群失调等，表现为阴道分泌物异常、性行为后出血等症状。②子宫内膜异位症：指子宫内膜组织在子宫外生长的一种妇科疾病，通常会导致盆腔疼痛、不孕等症状。③子宫肌瘤：一种良性肿瘤，通常由平滑肌细胞增生而成，可能导致月经不规律、腹部疼痛等症状。④子宫上皮内瘤样病变：一种癌前病变，通常由人乳头瘤病毒感染引起，可能导致宫颈细胞异常增生。⑤子宫内膜癌：发生在子宫内膜的恶性肿瘤，通常与激素水平、遗传等因素有关，表现为阴道不规则流血、腹部疼痛等症状。⑥子宫颈癌：发生在子宫颈部的恶性肿瘤，通常与人乳头瘤病毒感染有关，表现为性行为后出血、阴道分泌物异常等症状。

一、常见原因

（1）感染 ①细菌感染：如链球菌、大肠杆菌、淋病奈瑟球菌、葡萄球菌等，这些细菌可以引发子宫内膜炎、急性子宫颈炎等子宫疾病。②病毒感染：例如人乳头瘤病毒，它是导致子宫颈癌和子宫上皮内瘤样病变的主要病因。③其他病原体感染：如支原体等，也可能引起子宫颈炎等子宫疾病。

（2）**激素水平异常** ①雌激素水平过高或失调：与子宫肌瘤、子宫内膜息肉等子宫疾病的发生密切相关。②孕激素异常：也可能对子宫产生影响，导致子宫疾病的发生。

（3）**宫腔操作** 人工流产、放取宫内节育器等宫腔操作可能对子宫造成损伤，增加患子宫疾病的风险。

（4）**遗传** 某些子宫疾病，如先天性子宫畸形、家族性子宫内膜癌等，可能与遗传因素有关。

（5）**生活习惯和卫生习惯** 不洁性行为、多个性伴侣、性行为过频等不良生活习惯可能增加患子宫疾病的风险。长期使用避孕药、暴饮暴食、缺乏运动等行为也可能影响子宫健康。

（6）**子宫形态异常** 子宫发育不良或出现形态异常，如双角子宫、单角子宫等，也可能导致子宫疾病。

（7）**手术** 曾经进行过子宫手术，如剖宫产、子宫肌瘤切除等，可能对子宫产生影响，增加后续患子宫疾病的风险。

二、反射区位置

子宫疾病在脚部的治疗反射区为子宫反射区。子宫反射区在双脚胫骨靠近跟骨下方。子宫是女性主要的生殖器官之一，发生疾病因素也比较多。足反射靶向疗法针对子宫疾病均可起到一定的治疗作用，子宫炎症相对容易治疗。按摩反射区会有不同症状的物理现象。点按阳性物是治疗子宫疾病的重要手法。图47-1为左脚示意图，右脚与左脚的反射区位置相同。

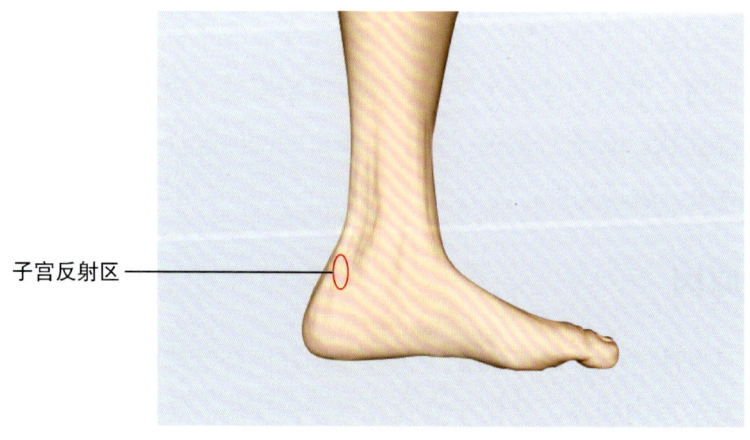

图47-1　子宫反射区左脚示意图

三、预防措施

（1）**保持健康的生活方式**　①规律作息：保持规律的作息时间，避免熬夜，确保充足的睡眠，有助于维持机体的正常生理功能和免疫力。②均衡饮食：在饮食方面要注意均衡搭配，适当摄入新鲜水果、蔬菜，如苹果、番茄、黄瓜等，以及豆浆、牛奶、瘦肉等食物，以提供身体所需营养，提高机体免疫力，减少疾病的发生率。避免高脂肪饮食，因为高脂肪饮食会促进某些激素的生成和释放，与子宫肌瘤的形成有关。③适度运动：通过适度的运动，如练瑜伽、散步、跳绳等，可以加速新陈代谢，提高机体免疫力，有助于预防子宫疾病。

（2）**注意个人卫生**　①保持外阴清洁：用温水清洗外阴，保持外阴清洁、干燥；经常换内裤，且内裤要与其他衣物分开清洗，避免交叉感染。②避免不洁性行为：不洁性行为容易导致病原体进入子宫腔内，引起子宫内膜感染等子宫疾病。因此，女性应该保护自己，避免不洁性行为，并选择合适的避孕方式，避免非意愿妊娠。

（3）**定期进行妇科检查**　定期进行妇科检查是预防子宫疾病的关键。通过妇科检查、宫颈刮片和盆腔B超检查，医生可以及早发现潜在的疾病，如子宫颈糜烂、子宫肌瘤、卵巢囊肿、子宫颈癌、子宫内膜癌等。建议每年进行1次妇科检查，特别是对于有家族史或高危因素的女性。

（4）**积极避孕与产后护理**　①积极避孕：多次流产会对子宫造成极大的伤害，容易导致子宫疾病。如果需要终止妊娠，应选择正规的医疗机构，遵循医生的建议，避免多次进行人工流产。②产后护理：分娩后，女性的身体需要逐渐恢复。此时，要注意休息，避免过度劳累和提举重物，以防子宫脱垂。适当进行盆底肌锻炼，有助于增强盆底肌的支撑力，预防子宫脱垂的发生。

（5）**避免长期服用激素类药物**　长期服用激素类药物会导致内分泌失调，增加患子宫疾病的风险。因此，在使用激素类药物时，应严格遵循医生的指导，避免不必要的长期使用。

（6）**积极治疗妇科炎症**　妇科炎症如阴道炎、子宫颈炎等如果不及时治疗，可能会引发子宫方面的疾病。因此，出现妇科炎症症状时要及时就医治疗，避免病情恶化。

第四十八章　腰椎增生

腰椎是构成脊柱腰段的椎骨，共有 5 个，椎体粗壮，前高后低，呈肾形；椎孔大，呈三角形；关节突呈矢状位，棘突为四方形的骨板，水平地凸向后；横突短而薄，伸向后外方。

腰椎增生，又称为腰椎骨质增生、腰椎增生性骨关节炎、腰椎退行性骨关节炎，是指在腰椎椎体边缘形成的骨性隆起，俗称为骨刺。腰椎增生的症状因增生部位和程度而异。①腰部疼痛：腰局部疼痛、酸胀、僵硬是腰椎增生的典型症状，甚至腰部活动受限，不能弯腰。早期时仅表现为腰腿酸痛，尤其劳累后，中后期症状加重并伴随其他症状。②神经压迫症状：当腰椎增生压迫周围神经时，可引起下肢发麻、局部疼痛、间歇性跛行等症状。压迫腰椎时，可发生腰椎运动受限。严重时会压迫脊柱，使脊柱的活动度降低，甚至僵直。

一、常见原因

（1）**年龄增长**　随着年龄的增长，腰椎会逐渐发生退行性变化，这是腰椎增生的最主要因素。腰椎的骨骼、韧带和关节囊等组织会逐渐老化，出现磨损和退行性变化，导致腰椎边缘出现骨质增生。

（2）**外伤因素**　腰椎曾受过外伤或劳损，如长期弯腰工作、久坐久站等，可能导致腰椎的稳定性下降，进而引发腰椎增生。外伤还可能引起腰椎周围软组织的损伤和炎症，刺激骨质生长。

（3）**劳损过度**　长期从事重体力劳动或频繁进行腰部活动，如弯腰捡拾物品、搬运重物等，会使腰椎受到过度的压力和磨损，加速腰椎的退行性变化，从而引发腰椎增生。

（4）**先天性因素**　某些人在生长发育过程中可能存在腰椎结构异常或发育不良，如腰椎管狭窄、腰椎骶化等，这些先天性因素可能增加腰椎增生的发生风险。

（5）**不良姿势**　长期保持不正确的坐姿、站姿或睡姿，如跷二郎腿、久坐不动、睡姿扭曲等，可能导致腰椎受力不均，增加腰椎增生的可能性。

（6）骨质疏松 骨质疏松是腰椎增生的一个重要风险因素。骨质疏松患者的骨骼变得脆弱，容易发生骨折和骨质流失，进而引发腰椎增生。

（7）代谢异常 某些代谢性疾病，如糖尿病、甲状旁腺功能亢进症等，可能导致骨骼代谢异常，加速腰椎的退行性变化，从而引发腰椎增生。

二、反射区位置

腰椎增生在脚部的治疗反射区为腰椎反射区。腰椎反射区在双脚内侧楔骨下沿处及骨缝。在治疗腰椎增生时，首先要在身体患病处即腰椎位置落实是不是椎体疾病。确定后，在脚部反射区分成5等份，即1~5节腰椎，用按摩棒逐个腰椎探摸，有颗粒物者均为腰椎增生。可采取点拨的手法进行按摩，遇到有肿胀的突出物表示为腰椎间盘突出症，可采取按摩棒点按突出物，达到不痛、颗粒物消失为止。图48-1为左脚示意图，右脚与左脚的反射区位置相同。

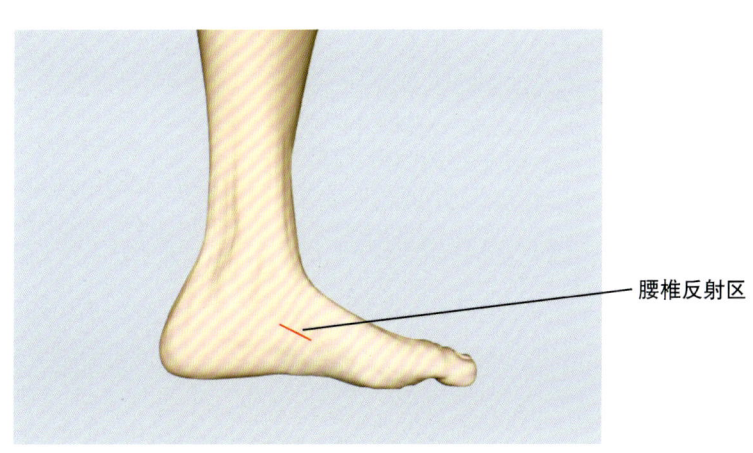

图 48-1　腰椎反射区左脚示意图

三、预防措施

（1）调整生活习惯 ①保持正确姿势：在日常生活中，无论是坐着、站着还是躺着，都应尽量保持腰部挺直，避免长时间弯腰、驼背等不良姿势。这样可以减少腰椎的压力，降低腰椎增生的发生风险。②避免过度劳累：长期从事重体力劳动或频繁进行腰部活动的人群，应合理安排工作和休息时间，避免过度劳累。工作间隙可以适当进行腰部伸展运动，以缓解腰部疲劳。

（2）适当锻炼 ①增强腰部肌肉力量：通过适当的锻炼，如游泳、练瑜伽、慢跑等，可以增强腰部肌肉的力量和柔韧性，有助于维持腰椎的稳定性，减少腰椎增生的发生。②控制体重：过度肥胖会增加腰椎的负担，加速腰椎的退行性变化。因此，应合理控制饮食，保持健康的体重，以减轻腰椎的压力。

（3）**注意保暖**　寒冷刺激会导致腰部肌肉收缩，增加腰椎的压力。因此，在寒冷的天气里，应注意腰部的保暖，避免腰部受到寒冷刺激。

（4）**定期检查**　定期进行腰椎检查，可以及早发现腰椎增生的迹象，并采取相应的治疗措施。特别是对于年龄较大、有腰椎病史或家族遗传史的人群，更应重视腰椎的定期检查。

（5）**心理调适**　腰椎增生是一种慢性疾病，病程较长且易反复发作。患者应保持积极的心态，树立战胜疾病的信心，避免过度焦虑和恐惧。

第四十九章　遗尿症

遗尿症，俗称为尿床，是一种较为常见的病症。遗尿症主要指 5 岁以上的儿童在睡觉之后仍有不自主排尿的情况，或 7 岁以上的儿童每月至少尿床 1 次，连续 3 个月以上的情况，并且没有精神及神经异常。部分成年人由于睡眠过深或神经系统器质性病变，也可能出现夜间遗尿症状。遗尿症患者通常表现为夜间尿床、尿频、尿急、尿流中断、尿失禁等症状。其中，夜间尿床是遗尿症最典型的症状之一。

一、常见原因

（1）**遗传因素**　遗尿症具有明显的遗传倾向，如果父母或其他家族成员患有遗尿症，那么个体患病的风险可能会增加。

（2）**生理发育因素**　儿童的泌尿系统和神经系统发育不完善可能导致遗尿症。例如，膀胱容量较小、逼尿肌不稳定或发育迟缓，以及睡眠觉醒障碍等因素，都可能影响儿童对尿液排放的控制。

（3）**心理因素**　心理因素如压力、焦虑、紧张等情绪也可能引发遗尿症。这些情绪状态可能导致儿童或成人在夜间睡眠时无法有效控制排尿。

（4）**疾病影响**　一些疾病，如泌尿系统感染、糖尿病、尿崩症等，也可能导致遗尿症的发生。这些疾病可能影响尿液的生成、储存和排放过程，从而导致遗尿症。

（5）**环境因素**　环境因素如气候寒冷、睡前饮水过多等，也可能诱发遗尿症。这些因素可能刺激膀胱收缩，增加排尿的频率和紧迫感。

（6）**神经源性因素**　脊髓损伤、马尾损伤、肿瘤、糖尿病等可导致支配膀胱的神经功能障碍，引起膀胱排空障碍而导致尿潴留，进一步引发遗尿症。

（7）**解剖因素**　尿道狭窄、先天性尿道畸形等因素也可能导致遗尿症。这些解剖异常可能阻碍尿液的正常排放，导致尿液在膀胱内积聚，进而引发遗尿症。

二、反射区位置

遗尿症在脚部的治疗反射区为膀胱括约肌反射区。膀胱括约肌反射区在双脚内侧楔骨下方中点处。遗尿症包括憋不住尿、尿急、遗尿等症状，除心理因素外，采用足反射靶向疗法治疗此病效果甚佳，主要以痛点为主要治疗区，以点按为主。图 49-1 为右脚示意图，左脚与右脚的反射区位置相同。

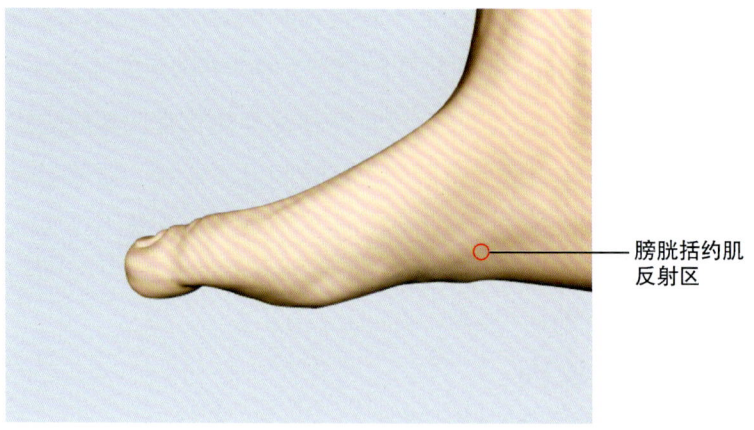

图 49-1　膀胱括约肌反射区右脚示意图

三、预防措施

（1）调整生活习惯　①保持规律的作息时间：每日定时睡觉和起床，让身体形成良好的生物钟。避免过度劳累，保证充足的睡眠。②睡前准备：睡前不宜过度兴奋，避免剧烈运动和精神紧张。可以让儿童在睡前进行放松活动，如听音乐、阅读等。此外，睡前 2 小时避免饮水或喝饮料，睡觉前要排空尿液。

（2）控制饮食　①避免刺激性食物：避免食用油腻、辛辣等刺激性食物，如辣椒、咖啡、巧克力等。这些食物可能刺激膀胱，加重遗尿症状。②保持尿液稀释：注意补充水分，保持尿液稀释，减少对膀胱的刺激。晚饭后不要喝太多水。

（3）加强盆底肌锻炼　盆底肌锻炼有助于增强膀胱括约肌的力量，预防遗尿症。可以引导儿童进行提肛运动、盆底肌锻炼，每日坚持锻炼，持之以恒。

（4）保持良好心态　①心理支持：心理因素对遗尿症也有一定影响。家长要关心、理解儿童，避免过度责备和施压。可以鼓励儿童积极参与社交活动，增强自信心，保持良好的心态。②创造轻松氛围：营造轻松的家庭氛围，避免指责、辱骂等负面刺激，以防加重儿童的心理负担。

（5）定期体检与疾病治疗　①定期体检：定期体检有助于发现潜在的疾病，及时采取相应措施。家长应定期带儿童进行体检，了解儿童的身体状况。②疾病治疗：如果存在尿路畸形、尿道炎、膀胱炎等泌尿系统疾病，需要积极治疗，避免病情恶化，影响排尿功能。

（6）其他预防措施　①适当憋尿训练：平时可以适当进行憋尿训练，拉伸膀胱，增加其容量。需要注意的是，憋尿训练需要在专业指导下进行，避免过度憋尿导致膀胱损伤。②夜间唤醒：在儿童夜间容易发生遗尿现象的时间段，可以提前半个小时使用闹铃或者人为将儿童唤醒，训练儿童夜间排尿的条件反射。需要注意的是，唤醒儿童夜间起来排尿一定要让儿童彻底醒来，在清醒的状态下把尿排净，这样才能建立有效的夜间排尿反射。

第五十章　下腹痛

下腹痛是指发生在腹部下方的疼痛感觉，按起病急缓和病程长短可分为急性下腹痛和慢性下腹痛。下腹痛可单独出现，也可伴随其他症状同时出现，如恶心、呕吐、腹泻、发热、寒战、贫血等。不同病因导致的下腹痛，其伴随症状也会有所不同。下腹痛为妇女常见的症状，多为妇科疾病所引起。应根据下腹痛的性质和特点，考虑各种情况。

一、常见原因

急性下腹痛是一种常见的临床症状，其常见病因涉及多个系统和器官。

（1）**腹腔脏器急性炎症**　①急性阑尾炎：典型症状为转移性右下腹痛，伴有恶心、呕吐、发热等症状。②急性肠炎：由细菌、病毒或寄生虫感染引起，表现为下腹痛、腹泻、恶心等症状。

（2）**空腔脏器阻塞**　①肠梗阻：肠道内容物通过受阻，可能由肿瘤、粘连、炎症等引起，表现为下腹部绞痛、呕吐、便秘等症状。②肠套叠：指肠道某一段被套入另一段肠道内，引起剧烈腹痛、呕吐和排便困难等症状。

（3）**腹腔脏器扭转或破裂**　①卵巢囊肿蒂扭转：卵巢上的囊肿发生扭转，导致剧烈腹痛，通常需要紧急手术治疗。②异位妊娠破裂：受精卵在输卵管内着床并生长，导致输卵管破裂，引起剧烈腹痛和阴道出血。③黄体破裂：可能导致大量血液积聚在腹腔内，引起严重的下腹痛。

（4）**盆腔疾病**　①盆腔炎：盆腔内器官的炎症，如细菌性盆腔炎或病毒性盆腔炎、衣原体或支原体感染、子宫内膜炎等，都可能引起急性下腹痛。②盆腔肿瘤扭转或破裂：如卵巢巧克力囊肿破裂等，可能导致急性腹痛。

（5）**泌尿系统疾病**　①尿路感染：包括膀胱炎、尿道炎等，表现为下腹痛、尿频、尿急、尿痛等症状。②尿路结石：如肾结石、输尿管结石等，疼痛多以结石所在平面为著，可向下腹部放射，常伴有血尿。

（6）**损伤**　如子宫穿孔、子宫破裂等，通常由外伤或手术操作不当导致，可能引起急性下腹痛。

（7）其他病因 ①痛经：原发性痛经通常发生在月经来潮期间，表现为下腹疼痛。②经血块梗阻：如子宫颈管或子宫腔粘连、阴道畸形的子宫积血等，可能导致经血块无法正常排出，积聚在子宫内，引起急性下腹痛。③腹壁疾病：如腹壁挫伤、脓肿等，也可能引起下腹痛。

慢性下腹痛是一种常见的临床症状，可能由多种疾病或因素引起。

（1）消化系统疾病 ①肠易激综合征：一种功能性肠道疾病，表现为慢性下腹痛、腹胀、腹泻或便秘等症状，可能与胃肠动力异常、神经系统异常等多种因素有关。②溃疡性结肠炎：一种炎症性肠病，可能导致慢性下腹痛，并伴有腹泻、黏液脓血便等症状。③肠道肿瘤：如结肠癌等，可能导致下腹痛，通常伴有排便习惯改变、便血等症状。

（2）泌尿系统疾病 ①慢性膀胱炎：膀胱的慢性炎症可能导致下腹痛，通常伴有尿频、尿急、尿痛等症状。②输尿管结石：结石在输尿管中移动或嵌顿可能导致下腹痛，通常伴有血尿、恶心等症状。③慢性前列腺炎：男性特有疾病，表现为慢性下腹痛、尿频、尿急、尿痛等症状。

（3）生殖系统疾病 ①慢性盆腔炎：由细菌感染引起的盆腔组织炎症，表现为慢性下腹痛、阴道分泌物增多、发热等症状。②子宫内膜异位症：子宫内膜组织生长在子宫腔以外的部位，可能导致慢性下腹痛、痛经、不孕等症状。③卵巢囊肿：卵巢内部或表面形成的囊状结构，当囊肿增大压迫周围组织时，可能导致慢性下腹痛。④子宫颈炎：子宫颈的炎症反应，可能由多种微生物感染引起，包括病毒、细菌和真菌，这些致病菌可以刺激子宫颈产生炎症反应，从而引发下腹痛。

（4）其他病因 ①慢性盆腔疼痛综合征：一种以慢性盆腔疼痛为主要症状的疾病，可能与盆腔内脏器功能失调、神经肌肉异常等因素有关。②腹部手术并发症：如肠粘连、腹腔感染等，可能导致慢性下腹痛。③心理因素：如焦虑、抑郁等情绪问题，可能通过影响神经系统和内分泌系统，导致慢性下腹痛。

二、反射区位置

下腹痛在脚部的治疗反射区为上腹部反射区、下腹部反射区。上腹部反射区、下腹部反射区在双小腿外侧下端腓骨下方从上到下的依次位置。下腹痛表现症状极多，也是治疗妇科疾病的主要配区，一般下腹痛直接刮按反射区有立竿见影的效果。图 50-1 为左腿示意图，右腿与左腿的反射区位置相同。

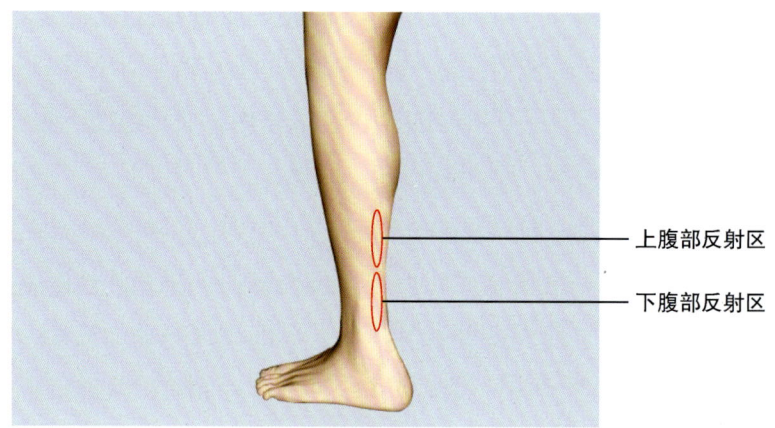

图 50-1　上腹部反射区、下腹部反射区左腿示意图

三、预防措施

（1）**急性下腹痛的预防措施**　①锻炼身体：坚持适度的体育锻炼，如散步、慢跑、练瑜伽等，可以提高机体免疫力，减少患病风险。②健康饮食：避免食用过期、变质食物，减少油腻、辛辣等刺激性食物的摄入，多吃新鲜蔬果，保持饮食均衡。同时，对于有胆囊炎、胆结石或慢性胰腺炎的患者，应避免饮酒和摄取高脂肪食物。③注意个人卫生：保持手部和食物的清洁，避免细菌和病毒的传播。饭前便后要洗手，防止病从口入。④及时就医：一旦出现不明原因的剧烈腹痛，应及时就医，避免延误病情。

（2）**慢性下腹痛的预防措施**　①调整饮食习惯：合理安排饮食，避免暴饮暴食和过度饥饿，可以减少肠胃的负担。同时，应避免食用过多的油腻、辛辣等刺激性食物，如辣椒、咖啡、酒精等。②保持适度运动：经常参与一些有氧运动，如散步、慢跑或游泳等，可以促进肠胃蠕动，减少便秘和腹痛的发生。进行一些肠胃伸展的运动，如扭腰、转体等，能够缓解腹痛症状，提高消化功能。③减轻压力：长期的精神压力和紧张情绪容易导致肠胃功能紊乱，进而引发腹痛。因此，要学会有效地应对压力，如采取放松技巧、进行适度的休息和娱乐等，有助于维持肠胃的正常运行。④定期体检：定期进行健康体检，特别是针对易引发腹痛的器官，如胃、肝、胆、肾、子宫等，进行专项检查，早期发现并处理问题。⑤避免不良嗜好：戒烟限酒，减少对胃肠道的刺激和损害。

结语 CONCLUSION

本书所介绍的五十种以点治病的足反射靶向疗法，是我在近三十年的临床实践中不断总结和完善的一种快速应对疾病的点对点靶向调理方法。这种疗法主要针对一些病期控制在一周以内急性发作的疾病，通过刺激特定的足部反射区，能够达到立竿见影的治疗效果。

足反射靶向疗法不仅治病快速，而且疗效显著，为广大患者提供了一种绿色、实用的治疗方法。它简便实用，无须复杂的医疗设备，更无须药物或注射治疗，避免了药物可能带来的副作用，让患者在家就能自行解决病痛，大大节省了时间和金钱。

我相信，这种足反射靶向疗法将成为未来健康治疗领域的一种重要手段，值得广泛推广和应用。它不仅能够减轻患者的病痛，提高生活质量，还能让更多的人了解并受益于这种简便易行的治疗方法。让我们一起努力，将这份健康的礼物传递给更多的人，让更多的人享受到足反射靶向疗法带来的健康和幸福吧。

程静波

2025 年 1 月